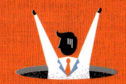

先天性心疾患と新生児循環管理のピットフォール

24ケースで学ぶ 見逃したくない診断のポイント

監修　日本周産期循環管理研究会
編著　白石　淳 / 川瀬昭彦

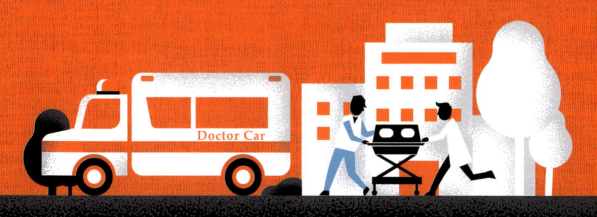

MCメディカ出版

刊行によせて

　日本周産期循環管理研究会は2002年に、施設の垣根や新生児科・小児循環器科・小児科・産婦人科といった診療科の垣根を越え、NICUに入院する赤ちゃんたちを救命し、合併症を少しでも少なくするための循環管理を話し合うプラットフォームとなることを目指して設立されました。今では、全国各地での年1回の研究会総会に200名前後が参加する研究会に発展しています。この研究会で「根拠と総意に基づく未熟児動脈管開存症の治療ガイドライン（J-PreP）」や世界初の早産児における心臓超音波検査の多施設共同前向き研究である「早産児における左房容積および動脈管開存症評価（PLASE study）研究」などの科学的根拠を創出してきました。

　毎年の研究会でのシンポジウムや教育講演のテーマなどは研究会メーリングリストによる事前アンケートや投票で決めています。医学的根拠の創出も大切ですが、日々のそれぞれのNICUで経験したことを共有しつつ、それぞれのNICUでの翌日からの診療に活かせる実践的な情報交換を目指してきました。

　この研究会で白石　淳先生と川瀬昭彦先生が毎年担当してくださったのがピットフォールセッションです。このセッションは転帰を知った上で聞く症例報告ではありません。診断や治療が難しかった症例を時系列に沿って参加者全員で追体験し、アンサーパッドを用いてリアルタイム回答を途中で繰り返しながら、鑑別診断や確定診断する過程を臨場感を大切にシェアしています。悔いの残る経験を隠さず、全国各地のNICU仲間と共有することで、次に同じ状況の赤ちゃんに出会った人が同様のピットフォールに陥らず、悔いを残さず、よりよく診療できることを願った全員参加型のセッションと言えます。

このセッションはNICUにおける最大のピットフォールである総肺静脈還流異常の診断率の向上につながったと実感していますし、それぞれの循環不全の鑑別診断の幅を広げてくれたと感謝しています。これまで発表してくださった先生方のご協力のもとでこのような書籍が発刊されることを、研究会に関わる人間の一人して大変素晴らしく感じます。

「知らないことは思い浮かべない」「鑑別診断が思い浮かび、しっかり観察するから気付けることもある」

　この書籍との出会いが、お読みになってくださる先生方が未来に出会う赤ちゃんをよりよく救うきっかけになることを願っています。

2019年6月

日本周産期循環管理研究会 代表幹事
神奈川県立こども医療センター新生児科　豊島勝昭

はじめに

　周産期医療に携わる医療従事者にとって、思いがけない早産、予期せぬ出生時の病的所見・症状、生後の急変による病的新生児発生時の初期対応、および診断と治療は大切な使命の一つです。新生児に異変があった場合、現症状をはじめ母体情報、分娩および出生後の経過、診察所見などから、あらゆる知識と経験を総動員して初期対応に当たりますが、時には初期診断を誤り、思いもよらぬ経過をたどることがあります。

　このような苦い経験や悔しい思いは間接的に見聞きした以上に記憶に残り、脳裏に焼きつくものです。そして、同じピットフォールに陥らないように気を付けることができるようになります。経験した症例から教えられたこと、学んだことをそれぞれが教訓として今後に活かすことは可能ですが、これらの体験をより多くの人と共有し、実感を持って伝えたい、その思いを元に、体感型ピットフォール症例検討会は始まりました。

　特に、先天性心疾患をはじめとする循環管理上の適応障害は、換気状態とも重なり合い、病態の把握、初期対応、鑑別診断、治療の反応や経過に応じてその都度再検討を要するなど、非常に高度な領域です。小児循環器科的な専門知識や対応を要することもありますが、まず小児科医または新生児科医が初期対応を行う機会が多いため、循環管理に関する体感型ピットフォール症例検討会を本研究会で提案し、平成19年（2007年）の第5回日本周産期循環管理研究会で始めました。発表スライドでは、演者が主訴・情報・鑑別診断までを提示し、会場の皆さんに問いかけます。臨場感をもって鑑別診断を検討し、その後に、経過および確定診断を解説し、全員で教訓を共有するという構成をとりました。より効果的なプレゼンテーション法（アンサーパッドの使用など）を工夫しながら、毎年本研究会（本年で13回目）で継続してい

ます。演題応募は尽きることがありません。以前、ある若手医師から「昨年の研究会で体感した症例が浮かんで、繰り返し心エコーを行い、見逃さずに済みました」とのお声をいただき、ますます継続意欲が高まって現在に至ります。

　当初から、蓄積され続ける貴重なピットフォール症例の書籍化については、研究会幹事一同の願いでしたが、症例発表者の皆さんのご協力によりこのたび実現いたしました。この場を借りて深謝申し上げます。

　日々現場で起こっている貴重な体験が、より多くの人の目に触れ、赤ちゃんから学んだことが、より効果的にしっかりと伝わっていくことを願っています。

　これは、われわれの使命です。

2019年6月

　　日本周産期循環管理研究会 幹事
　　　　大阪急性期・総合医療センター小児科新生児部門　　**白石　淳**
　　　　熊本市民病院総合周産期母子医療センター新生児内科　**川瀬昭彦**

先天性心疾患と新生児循環管理のピットフォール

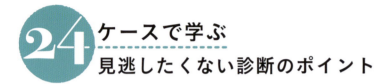

24ケースで学ぶ 見逃したくない診断のポイント

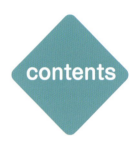

- ●刊行によせて ……………………………………………………………………… ii
- ●はじめに ………………………………………………………………………… iv
- ●本書に登場する循環管理関連略語 ……………………………………………… ix

Case ❶ 呼吸障害と肺高血圧
肺うっ血があれば鑑別に挙げるのは？ ……………………………………… 2

Case ❷ 呼吸障害と非典型的な新生児遷延性肺高血圧症
進めるべき検査は？ …………………………………………………………… 10

Case ❸ 新生児仮死
呼吸障害の対症的処置を済ませた後の頻脈持続、その原因は？ ………… 16

Case ❹ 胎児頻脈と基線細変動の消失
non-reassuring fetal statusとは限らない！ ………………………………… 23

Case ❺ 胎児徐脈
non-reassuring fetal statusとは限らない！ ………………………………… 30

Case 6 酸素化の軽度不良
SpO₂100％ではチアノーゼ性先天性心疾患を否定してよい？ ……………… 38

Case 7 上下肢差のあるSpO₂低下
PPHNの原因の鑑別診断は慎重に！ ……………………………………… 43

Case 8 出生直後からのチアノーゼ持続
まず必要な初期対応は？ …………………………………………………… 48

Case 9 新生児遷延性肺高血圧症の鑑別
非典型的なエコー所見には何かが隠れている！ ………………………… 54

Case 10 大動脈弓離断
IAAと診断しても油断しない！ …………………………………………… 60

Case 11 多様な初期症状が見られる先天性心疾患
酸素化が改善しても診断の矛盾を見逃さない！ ………………………… 66

Case 12 心雑音がなく体重増加良好な啼泣時チアノーゼ
先天性心疾患も必ず疑う！ ………………………………………………… 72

Case 13 NOが無効な肺高血圧
TTTS受血児に見られる特徴は？ ………………………………………… 77

Case 14 呼吸障害と心不全
原因不明の心拡大を認めたときは？ ……………………………………… 83

Case 15 急な心雑音
エコーだけでなく聴診も必ず行う！ ……………………………………… 90

Case 16 原因不明の心拡大と酸素化不良
生後早期の著明な心拡大には何かあるはず！ …………………………… 97

Case 17 繰り返すSpO₂の低下
ルールアウトすべき疾患は？ ……………………………………………… 103

Case 18 吸引分娩後の呼吸障害
分娩時情報から想定するのは？ ………………………………………… 108

Case 19 アンモニア値が高い呼吸障害と哺乳不良
前医からの情報を過信しない！ ………………………………………… 112

Case 20 咳と喘鳴で入退院を繰り返す2カ月男児
呼吸器症状の原因は感染症だけ？ ……………………………………… 117

Case 21 生後3週間で顕在化したSpO$_2$低下と心拡大
無症状で経過する先天性心疾患を見逃さない！ ……………………… 122

Case 22 改善しない多呼吸と心拡大
PPHNの治療への反応に乏しいときは？ ……………………………… 127

Case 23 FLP後TTTS供血児の心雑音とSpO$_2$低下
三尖弁逆流の原因は肺高血圧？ ………………………………………… 135

Case 24 急激に悪化する呼吸不全
総肺静脈還流異常の典型的所見を見逃さない！ ……………………… 140

●本書に登場する疾患 ……………………………………………………… 146
●症例提供者 ………………………………………………………………… 147
●編著者紹介 ………………………………………………………………… 149

本書の登場人物

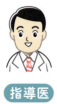
指導医

研修医

本書に登場する循環管理関連略語

ATP	adenosine triphosphate		アデノシン三リン酸
ASD	atrial septal defect		心房中隔欠損
BTシャント	Blalock-Taussig shunt		ブラロック・タウッシヒシャント
CAVB	complete atrioventricular block		完全房室ブロック
CLD	chronic lung disease		慢性肺疾患
CoA	coarctation of the aorta		大動脈縮窄
CTR	cardiothoracic ratio		心胸郭比
DIC	disseminated intravascular coagulation syndrome		播種性血管内凝固
DORV	double outlet right ventricle		両大血管右室起始
ECMO	extracorporeal membrane oxygenation		膜型人工肺
EF	ejection fraction		駆出率
FGR	fetal growth restriction		胎児発育不全
FLP	fetoscopic laser photocoagulation of communicating vessels		胎児鏡下胎盤吻合血管レーザー凝固術
FS	fractional shortening		短縮率
HDP	hypertensive disorder of pregnancy		妊娠高血圧症候群
IAA	interrupted aortic arch		大動脈弓離断
IVS	interventricular septal		心室中隔
LVDd	left ventricular end-diastolic diameter		左室拡張末期径
LVEF	left ventricular ejection fraction		左室駆出率
LVPWd	left ventricular posterior wall dimensions		左室後壁径
MAS	meconium aspiration syndrome		胎便吸引症候群
MD twin	monochorionic diamniotic twin		一絨毛膜二羊膜双胎
MR	mitral regurgitation		僧帽弁逆流
NO	nitric oxide		一酸化窒素
NRFS	non-reassuring fetal status		胎児機能不全
PA	pulmonary atresia		肺動脈閉鎖
PDA	patent ductus arteriosus		動脈管開存
PFO	patent foramen ovale		卵円孔開存
PG	pressure gradient		圧較差
PGE	prostaglandin E		プロスタグランジンE
PH	pulmonary hypertension		肺高血圧
PPHN	persistent pulmonary hypertension of the newborn		新生児遷延性肺高血圧症
PS	pulmonary stenosis		肺動脈弁狭窄

PVO	pulmonary venous obstruction	肺静脈狭窄
RDS	respiratory distress syndrome	呼吸窮迫症候群
SLE	systemic lupus erythematosus	全身性エリテマトーデス
TAPVC	total anomalous pulmonary venous connection	総肺静脈還流異常
TGA	transposition of great arteries	大血管転位
TR	tricuspid regurgitation	三尖弁逆流
TTN	transient tachypnea of the newborn	新生児一過性多呼吸
TTTS	twin-to-twin transfusion syndrome	双胎間輸血症候群
Vp	propagation velocity	血流伝播速度
VSD	ventricular septal defect	心室中隔欠損

先天性心疾患と新生児循環管理のピットフォール

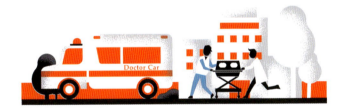

Case ❶ 呼吸障害と肺高血圧

肺うっ血があれば鑑別に挙げるのは？

主訴と現病歴

主訴：酸素化不良

現病歴：二次施設であるA病院産科で、在胎41週2日に分娩誘発にて出生しました。男児、出生体重は2,794g、Apgarスコアは8点（1分）、8点（5分）で、羊水混濁を認めました。

　いったん母子同室となりましたが、生後4時間で全身チアノーゼに気づかれました。SpO_2 60％のためA病院小児科医が気管挿管を施行しました。気管からは胎便は吸引されませんでしたが、胎便吸引症候群（MAS）が疑われたため肺サーファクタントを3バイアル投与し、A病院NICUに入室しました。

NICU入室時のSpO_2：右上肢90％台前半、下肢は右上肢−2〜3％くらい

心臓超音波検査：左室は小さめ、三尖弁逆流（TR）、動脈管は右左シャント

動脈管が右左シャントということは、肺高血圧の状態ということですね。気管から胎便は引けていないけれど、羊水混濁を認めたようですし、MAS＋新生児遷延性肺高血圧症（PPHN）という診断でしょうか。

この段階では、チアノーゼあり、呼吸障害あり、SpO_2上下肢差は少し、動脈管での右左シャントが主な所見だね。この段階でほかに考えられる疾患はないかな？

ほかの疾患ですか？確かにMAS以外でもPPHNを来す疾患はいくつかありますが……。

呼吸障害と肺高血圧—肺うっ血があれば鑑別に挙げるのは？ **Case ❶**

A病院での経過

　血圧が低めであり、ドパミン、ドブタミンの投与を開始しました。酸素化不良は続き、鎮静薬と筋弛緩薬の併用、高頻度振動換気（HFO）による人工呼吸管理に変更しました。日齢1には肺サーファクタントを追加投与し、さらにニトログリセリンの投与も開始しましたが、酸素化不良がさらに進行したため、一酸化窒素（NO）吸入療法などの目的で、三次施設であるB病院NICUへ転院となりました。

PPHNは悪化しはじめると、なかなか止められないので、やはりNO吸入療法が必要な状態だと思います。

酸素化がさらに悪化した原因は何だったのかな？ PPHNの進行と判断する前に、この段階で確認しておくべきことは何だろう？

B病院入院時検査所見

胸部エックス線：心胸郭比（CTR）は41％と小さく、肺血管影の減少を認める（図1-1）。
心臓超音波検査：駆出率（EF）55.4％、著明な右心拡大、動脈管は右左シャントのみ、卵円孔は両方向性シャント、TRは中等度

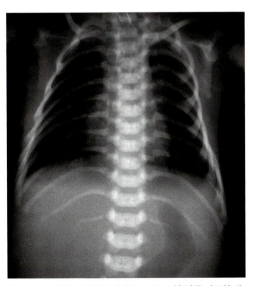

図1-1　B病院入院時の胸部エックス線所見（日齢1）

3

この検査結果を見てどう思う？

MASにしては、肺野が明るすぎる気がします。心臓も少し小さいような……。しかし心エコー上はPPHNで矛盾しないと思います。

PPHNと断定してしまうには、少し疑問点があるようです。肺野も明るくて、重症MASという感じではないし、動脈管が右左シャントのみの割には、SpO₂の上下肢差も目立たないしね。

（確かに、先天性心疾患なども含め、再検討が必要だな……）

この時点で可能性が高い疾患は？	❶ 呼吸器疾患＋新生児遷延性肺高血圧症 ❷ 先天性心疾患 ❸ その他の疾患

B病院での経過

日齢2にSpO₂は80％台に低下し、上下肢差も出現したため、NO吸入療法を10ppmで開始しました。その結果、上下肢差は消失し、SpO₂も少し上がりました。

心臓超音波検査：肺高血圧は若干改善傾向、容量負荷が適宜必要

その後も吸入酸素濃度（FiO₂）を下げるまでには至らず、日齢3に硫酸マグネシウム、日齢4にはミルリノンの投与を開始しました。

胸部エックス線：日齢4（図I-2）、日齢5（図I-3）

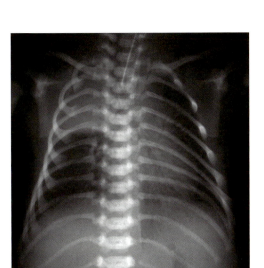
図 I-2　日齢4の胸部エックス線所見

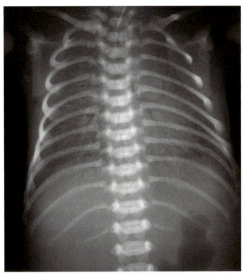
図 I-3　日齢5の胸部エックス線所見

無気肺ができたと思ったら、日齢5には急に肺野が真っ白になっています。気管支透亮像もあり、呼吸窮迫症候群（RDS）のようにも見えます。肺出血の可能性もあります。先天性心疾患も考慮すると、経過から総肺静脈還流異常（TAPVC）の可能性もありますが、心エコーでは、肺静脈のうち少なくとも1〜2本は左房に入っているように見えます。

人工呼吸管理で上下肢差が出てきたということは、どういうことが考えられる？肺野はすりガラス状だね。心陰影はどう？改めて鑑別診断を挙げてみよう。

この時点で可能性が高い疾患は？

❶ 新生児遷延性肺高血圧症
❷ 総肺静脈還流異常
❸ 肺出血
❹ 二次性サーファクタント欠乏

その後の経過

日齢5に気管分泌物の増加が見られましたが、血性ではありませんでした。呼吸状態がさらに悪化し、高二酸化炭素血症も併発してきました。肺サーファクタントを追加投与し、NOを20ppmに増量しましたが、効果は乏しいままです。

ここで初めて小児循環器科へコンサルトし、心疾患が判明しました。

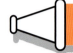

確定診断 総肺静脈還流異常（下心臓型：Ⅲ型）＋肺静脈狭窄

診断のポイントはここだった！

1. PPHNに固執してしまっている。
2. PPHNの治療への反応性が乏しい。他の疾患（先天性心疾患など）の可能性は？
3. 心臓超音波検査は行っているが、正しい診断ができていない。

その後、PPHNの治療（NO吸入、ミルリノン投与）ならびに酸素投与を中止しました。日齢9にTAPVC根治術を施行し、日齢56に退院となりました。

この症例の反省点としては、前医からの情報で、「PPHNである」と思い込んだことから診断が遅れ、結果的に肺血流を増やす治療を行うという、児にとっては不利益を助長させる治療へと進んでしまったことだね。

新生児の呼吸障害＋肺高血圧では、このTAPVCは鑑別診断として必ず考えておかないといけませんね。

総肺静脈還流異常の心エコー診断は本当に難しいんです。特に呼吸循環動態が不安定なときにはPPHNに見えてしまいます。「肺静脈を何本確認した」と、安易に思い込まない、言い切らないようにしよう。不確実な肺静脈の描出よりも、上大静脈の拡張、下大静脈の拡張、垂直静脈の有無をしっかりと、かつ繰り返し確認することが大切です。

話はそれますが、日齢5のような胸部エックス線を見たときには、①RDS、②TAPVC（肺うっ血）に加え、③GBS肺炎も鑑別に挙げましょう。

総肺静脈還流異常

●頻度
チアノーゼ性先天性心疾患の中では比較的頻度の高い疾患で、全先天性心疾患の約1％を占める。

●形態
全肺静脈が左房に直接連結せず、体静脈系のいずれかの部位ないしは右房に還流する。心房中隔欠損あるいは卵円孔開存が循環系の維持に必須である。一般に右房・右室・肺動脈は拡張しており、左室容量は減少していることが多い。左房は狭小化する。

●病型分類
総肺静脈還流異常の病型分類には、一般的にDarling分類が用いられ、共通肺静脈が体静脈系のどの部位に還流しているかで分類される。病型ごとの頻度は、おおよそ上心臓型45％、傍心臓型25％、下心臓型25％、混合型5％程度と言われている。

- Ⅰ型：上心臓型
  Ⅰa型：共通肺静脈が垂直静脈を介して無名静脈に還流するもの
  Ⅰb型：共通肺静脈が上大静脈に還流するもの
- Ⅱ型：傍心臓型
  Ⅱa型：共通肺静脈が冠状静脈洞に開口するもの
  Ⅱb型：共通肺静脈が直接右房後壁に還流するもの
- Ⅲ型：下心臓型
  共通肺静脈が垂直静脈となって食道の前を下降し、食道裂孔を経て横隔膜下に至り、門脈、静脈管、肝静脈分枝、下大静脈のいずれかに還流するもの
- Ⅳ型：混合型
  上記Ⅰ～Ⅲ型の2つ以上の組み合わせからなる混合型で、Ⅰa＋Ⅱa型の組み合わせのことが多い。

●チアノーゼ

　右左シャントによるチアノーゼが認められるが、肺静脈狭窄がなく心房間交通が良好で、肺血流が多い場合には目立たない。また、動脈管で右左シャントを示しても、右房内で体静脈血と肺静脈血とは混合されているため、SpO_2の上下肢差は認められないことが多い。理論的には、心臓内の血液の酸素飽和度はどこも等しい。肺静脈閉塞を伴う例では、著明なチアノーゼと肺うっ血が生後早期に急速に進行する。

●肺静脈の閉塞病変

　肺静脈閉塞は特にⅠa型とⅢ型で認められる。Ⅰ型では、垂直静脈から左無名静脈への流入部の狭窄や、垂直静脈が左気管支と左肺動脈とに挟まれ高度な狭窄が見られることがある。Ⅲ型では、食道裂孔通過部での圧迫や、静脈管の自然閉鎖による急速な肺静脈閉塞が問題となる。静脈管が閉鎖すると肺静脈血流は肝臓の微小循環を通過せざるを得ず、急速に血管抵抗が上昇して閉塞を来す。またⅡa型においても、共通肺静脈と冠静脈の合流部または冠状静脈洞の開口部の狭窄を認めることがある。

●心房間交通

　動脈管開存がない場合、心房間交通が体循環血流への唯一の通路となる。卵円孔が狭いと左心系への血流が減少し、心拍出量の低下を来す。さらに、右心系への血流は増大し、肺血流の増大・肺静脈圧上昇という悪循環をもたらす。一方、心房間交通が良好で肺静脈閉塞のない症例の予後は良好で、心室中隔欠損（VSD）類似の経過をたどる。

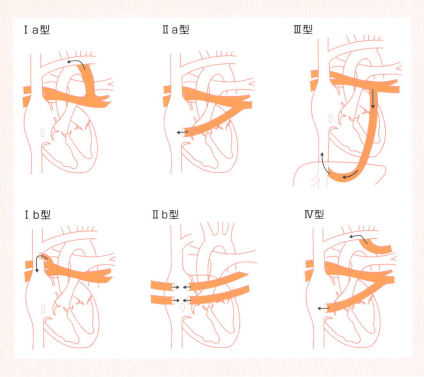

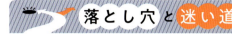

思い込みや過信で確定診断への道を閉ざさないように

　先天性心疾患を見つけるのは、小児循環器科医よりも新生児科医の方が多いんです。出生前後に何らかの異常を認めた場合、新生児搬送を依頼したり自施設の小児科医・新生児科医が呼ばれたりします。症状、母体情報、出生後の経過、診察所見などから、あらゆる知識と経験を総動員して、初期対応に当たります。

　初診時に大切なことは、診断の絞り込みであって確定診断ではありません。逆に、思い込んでしまうと真実が見えにくくなり、確定診断から遠ざかることにもなりかねません。

　本Caseの総肺静脈還流異常（TAPVC）は、特に確定診断の難しい疾患です。ピットフォールに陥るリスクの高い代表疾患とも言えるでしょう。

　新生児科医として身に付けるべき心臓超音波検査上のスキルは、難易度の高い肺静脈の描出によってTAPVCを否定することではありません。決して過信してはいけません。経過によっては、初期診断を見直し、診察・心臓超音波検査を繰り返し、上大静脈の拡張、下大静脈や肝静脈の拡張、垂直静脈の有無を確認することが大切です。

（担当医より）

Case 2

呼吸障害と非典型的な新生児遷延性肺高血圧症
── 進めるべき検査は？

主訴と現病歴

主訴：呼吸障害

現病歴：在胎38週0日に陣痛が発来し、A産科クリニックにて頭位経腟吸引分娩で出生した女児です。出生直前の心音低下、ならびに臍帯巻絡が頸部に3回見られましたが、羊水混濁は認めませんでした。出生体重は2,740gで、Apgarスコアは8点（1分）、9点（5分）でした。

臍帯血液ガス：pH 7.31、PCO_2 45mmHg、PO_2 14mmHg、BE−3 mmol/L

出生直後より多呼吸、陥没呼吸があり、酸素投与開始の上、B病院NICUへ搬送されました。

B病院での経過

多呼吸、陥没呼吸は持続していました。

胸部エックス線：心胸郭比（CTR）70％、肺野の透過性は軽度低下

心臓超音波検査：右心系の拡大、中等度の三尖弁逆流（TR）、動脈管は右左優位

頭部超音波検査：上矢状静脈洞の拡大

血液検査では感染症などを疑う所見は認めず、この時点で何らかの呼吸障害＋新生児遷延性肺高血圧症（PPHN）と診断されました。

呼吸障害の原因はこの時点でははっきりしませんが、心エコー所見から考えると、やはり呼吸障害に伴うPPHNなのでしょうか。

新生児仮死はないけれど、多呼吸、陥没呼吸という呼吸障害に加え、心エコーの所見から、確かにそう考えていいと思うよ。一つ気になるのは、頭部エコーの所見だね。

呼吸障害と非典型的な新生児遷延性肺高血圧症―進めるべき検査は？ Case ❷

B病院でのその後の経過

　気管挿管を行い、鎮静を開始しました。100％酸素投与、血管拡張薬（ミルリノン、シルデナフィル）、利尿薬、筋弛緩薬などによる治療で改善せず、一酸化窒素（NO）吸入療法の施行を目的に日齢5でC病院へ転院しました。

やはりPPHNの治療は難しいですね。NO吸入療法が必要なのでしょう。

そうだね。でも、総肺静脈還流異常（TAPVC）は否定しておかないといけないね。

この時点で可能性が高い疾患は？
❶ 呼吸器疾患＋新生児遷延性肺高血圧症
❷ 先天性心疾患（総肺静脈還流異常など）
❸ その他の疾患

C病院入院時所見

　心拍数160/分、観血的血圧 50/30mmHg、SpO₂ 上肢100％、下肢99％（呼吸器条件：圧18/4、回数45回、吸入酸素濃度（F$_I$O$_2$）1.0）、呼吸音：清、心音：整、収縮期心雑音（Levine分類Ⅱ度／Ⅵ度）、心尖拍動著明、腹部；肝臓1cm触知、四肢末梢冷感あり
血液ガス（動脈血）：pH 7.352、PCO$_2$ 36.4mmHg、PO$_2$ 152mmHg、BE−4.8mmol/L
胸部エックス線：CTR 65％（拡大）、肺血管影の増強（図2-1）
心臓超音波検査：心室中隔は平坦、動脈管は右左優位、TR 4.0m/秒、肺静脈は4本とも正常に還流。その他の心内構造異常は認めず。

PPHNにしては、肺血管影が増強しています。また、PPHNになるほどの肺疾患にしては、呼吸器条件があまり高くなくてもPCO$_2$は30台と……。

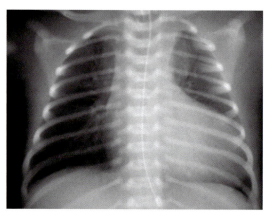

図2-1　C病院入院時の胸部エックス線所見

確かに肺高血圧はあるけど、PPHNになりそうな肺の状態ではなさそうだね。TAPVCを含めた先天性心疾患は否定できたけど、心雑音、心尖拍動と心拡大が気になるね。引き続き全身の精査を行おうか。

分かりました。確かB病院で頭部エコーの異常が指摘されていますので、頭部エコーなどを行っていきます。

C病院でのその後の経過

　頭部超音波検査では冠状断および矢状断にて、上矢状静脈洞の著しい拡大を認めました（図2-2）。この時点で脳動静脈シャントを想定し改めて診察したところ、頭部血管雑音を聴取しました。NO吸入療法を開始しましたが効果はありませんでした。また、昇圧薬を投与しましたが、体血圧の上昇を認めませんでした。

PPHNに準じた治療を行っても、PPHNの状態からの改善を認めません。

やはり脳動静脈シャントそのものの治療が必要のようだね。

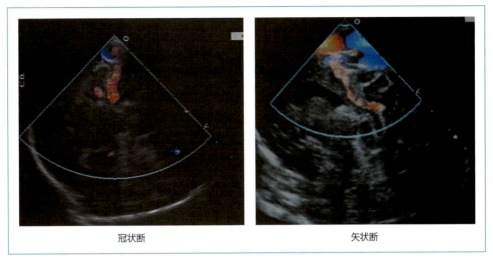

図2-2　C病院での頭部超音波所見

日齢6に脳動静脈シャントに対する血管内治療目的に、D病院へ転院しました。

D病院での経過

D病院で頭部3D-CTを実施しました（図2-3）。

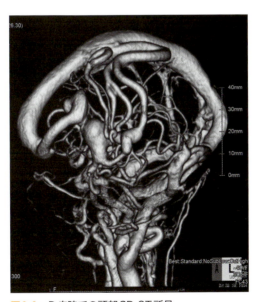

図2-3　D病院での頭部3D-CT所見

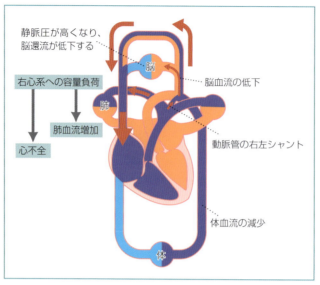

図 2-4　脳動静脈瘻に伴う肺高血圧の病態
一般的な PPHN とは病態が異なり、根本治療はシャント血流を遮断することである。

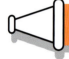

| 確定診断 | 脳動静脈瘻 |

日齢 7 に脳動静脈瘻（図 2-4）に対する血管塞栓術を施行し、その後徐々に肺高血圧は改善していきました。

診断のポイントはここだった！

❶　PPHN と判断し、日齢 5 まで B 病院にて治療を行ったが、効果を認めなかった。

❷　頭部超音波検査の所見を重要視し、検査を進めるべきであった。

❸　心尖拍動や心拡大を認める ⇒ 心不全の状態が併存している。
心不全を認めた場合、大きい動静脈シャントの可能性を考え、頭部と腹部（肝臓）の聴診は必須である。

Case ❷ 呼吸障害と非典型的な新生児遷延性肺高血圧症—進めるべき検査は？

この症例を振り返ってみよう。

PPHNとして、非典型的であった点として、新生児仮死、胎便吸引症候群（MAS）、感染症などの病歴がないところと、胸部エックス線で肺血管影はむしろ増強し、心拡大も認めたところです。シャントへの血液のスチールによる体血圧の低下と、シャント血流が右心系に還流したことによる肺血圧の上昇、という病態でした。心雑音と心拡大に早めに目を付ければよかったかもしれません。

そうだね。心雑音や心不全を認めた場合、必ず頭部と肝臓の聴診は行うようにしよう。

落とし穴 と 迷い道

呼吸障害、肺高血圧の症例でも心拡大を伴う場合はシャント血流の検索を！

　出生直後から呼吸障害があり、エコーでは肺高血圧所見を認めたため、一般的な新生児遷延性肺高血圧症（PPHN）として診療を開始しました。エコーでは右室が左室を圧排しており右心系の拡大が目立ちましたが、計測すると左室も大きく、エックス線で心拡大があることも気になりました。違和感を覚えながらも、頭部エコー所見との因果関係に気づかないまま、一酸化窒素（NO）吸入療法を含め肺血管抵抗を下げる治療を行ってしまいました。

　一般的なPPHNは高肺血管抵抗による肺高血圧（PH）ですが、動静脈シャントによるPHは、シャント血流が多量に右心系に流入することによる肺血流増多が原因です。呼吸障害は高肺血流、心不全による症状でした。根本治療はシャント血流の遮断であり、肺血管抵抗を下げる治療は無効でした。出生直後からの呼吸障害、肺高血圧症例でも、PPHNと思い込んではいけないと反省しました。肺血流増多によるPHは、PPHNと異なり、左心系も大きく心拡大があることが鑑別のポイントだと思いました。

　聴診はどこでもできる簡便な診察方法のため、この症例を経験以降、呼吸障害、PHの児を診察する際は、頭部、腹部にも一度は聴診器を当てるようにしています。

（担当医より）

Case ❸ 新生児仮死

呼吸障害の対症的処置を済ませた後の頻脈持続、その原因は？

主訴と現病歴

主訴：軽度新生児仮死、呼吸障害

現病歴：母体は1妊0産。Basedow病の治療歴がありますが、現在、甲状腺機能は正常とのことです。妊娠経過中、胎児の異常や羊水過多・過少などは特に指摘されていません。出産前後の母体の発熱など、感染徴候もありません。在胎38週0日に陣痛発来にてA病院を受診しました。180bpmの胎児頻脈が認められ、そのまま入院しました。子宮口は全開大で、破水時の羊水混濁が著明でした。そのまま夜間に娩出しました。児の出生体重は3,744g、Apgarスコアは7点（1分）、7点（5分）でした。努力呼吸を認めたため、小児科当直医が呼ばれました。児は酸素投与（吸入酸素濃度（F_IO_2）0.4）下でSpO_2 75〜85％、心拍数200/分であり、生後23分の時点でB病院に搬送依頼を行いました。

臍帯血液ガス：pH 7.267

搬送依頼後の経過

A病院からB病院までは距離があったため、電話を受けた時点でB病院の搬送医は酸素の増量、可能であればルート確保、血液ガス検査を指示しました。生後45分の時点で搬送医が電話をしたところ、F_IO_2 0.6でSpO_2は90％、ルートはとれていませんでした。

血液ガス：pH 6.997、PCO_2 80mmHg、PO_2 34.8mmHg、BE −15.9mmol/L、血糖130mg/dL、乳酸 7.7mmol/L

挿管を指示しましたが実施困難とのことだったので、マスクバッグによる人工呼吸を指示しました。

強い呼吸障害と、混合性のアシドーシスを認めます。経過からは、胎便吸引症候群（MAS）などを考えます。挿管およびルート確保が困難とのことで、重症化する懸念があります。

Case 3 新生児仮死——呼吸障害の対症的処置を済ませた後の頻脈持続、その原因は？

ほかに気になる点はないかな？

心拍数が早いのが少し気になりますが、まずは血液ガスや酸素化の改善を先に行うべきだと考えます。

搬送医は生後66分にA病院に到着しました。FiO_2 0.6でSpO_2は上肢85％、下肢75％、心拍数215/分でした。著明な陥没呼吸を認め、全身に混濁した羊水が付着し、臍帯も黄染していました。搬送医により末梢ルート確保、気管挿管、重炭酸ナトリウム投与などが行われました。気管内からは鮮血のみが吸引されました。肺出血に対し、肺サーファクタントを2バイアル投与し、ようやくFiO_2 1.0でSpO_2が上肢96％、下肢90％、心拍数210/分となりました。

呼吸障害の主因は肺出血のようですね。ただ、肺出血の原因が分かりません。non-reassuring fetal statusもさほど強くなさそうだし、新生児仮死も軽度ですよね。頻脈が続いているので、感染症に伴う症状の可能性もあるかと考えます。また、SpO_2の上下肢差もありますので、新生児遷延性肺高血圧症（PPHN）の状態だと考えます。

確かにそうだね。ここからは治療はもちろん、原因の検索も並行して行っていこう。

この時点で可能性が高い疾患は？
❶ 新生児仮死＋肺出血
❷ 胎便吸引症候群＋肺出血
❸ 感染症＋肺出血
❹ 先天性心疾患＋肺出血
❺ その他の疾患に伴う肺出血

B病院での経過

B病院入院時、両側の気胸および縦隔気腫を認め、胸腔穿刺にて約20CC脱気しました。しかしSpO₂は上肢93％、下肢70％です。脱気後、胸腹部エックス線を撮影しました（図3-1）。

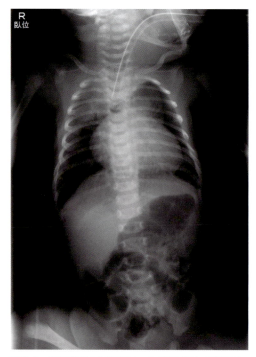

図3-1　B病院での胸腹部エックス線所見（脱気後）

> エアリークがあり、肺野は全体的に明るく見えます。MASや肺炎ではなさそうです。肺血流量は少なそうです。心臓が少し大きいような……。

入院時の血液検査所見のうち、特記すべきものは以下のものです。

血液検査：WBC 28,100/μL、Hb 14.2g/dL、Plt 24.5万/μL、CRP 0.06mg/dL、IgM 16.8mg/dL、PT 27％、APTT 69秒、AST 34 IU/L、ALT 9 IU/L、CPK 163 IU/L

血液ガス：pH 7.150、PCO₂ 80.4mmHg、PO₂ 26.7mmHg、BE－3.8mmol/L、血糖180mg/dL、乳酸22mmol/L

感染症ではなさそうです。逸脱酵素の上昇もなく、仮死による症状とも考えにくいです。

各種治療を行って、酸素化は何とか改善傾向にありますが、血液ガスの改善が乏しく、また乳酸値が著明に上昇しているね。検査を進めよう。

心臓超音波検査：両心室ともに収縮不良、左室拡張末期径（LVDd）17.5mm、左室駆出率（LVEF）22%、心室中隔（IVS）flat、三尖弁逆流（TR）3.8m/秒、動脈管はほぼ右左シャント、左室は小さくないが流入血流や流出血流は乏しい、大動脈弓血流は逆行性（図3-2）

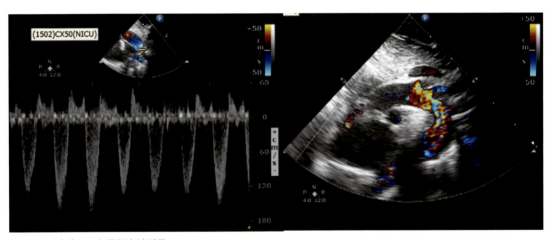

図3-2　B病院での心臓超音波所見

　心臓超音波検査より、心不全とPPHNが認められ、一酸化窒素（NO）吸入療法、カテコラミンおよびプロスタグランジンE₁投与を開始しました。

この時点で可能性が高い疾患は？
❶ 仮死後一過性心筋虚血
❷ 心筋炎
❸ 先天性心疾患
❹ その他

いずれも当てはまらない感じがします。仮死は強くありませんでしたし、CPKも上がっていませんので、心筋炎でもないかと思います。エコー上、大動脈弓の血流は逆流していますが、心内構造異常もなさそうです。

それでは初心に戻って、現病歴から考え直してみよう。不足している情報はないかな？

　ここで母体についての情報の再収集を行いました。母体は甲状腺専門クリニックにてBasedow病と診断され、放射性ヨード内用療法を行ってました。妊娠後、在胎20週頃からヨウ化カリウムと甲状腺ホルモン剤を用いて治療しています。母体の甲状腺機能は、甲状腺刺激ホルモン（TSH）0.35μIU/mL、遊離T4（fT4）1.04ng/dLと正常化していました。
　そこで、急いで児の甲状腺機能検査を行いました。

児の甲状腺機能検査：TSH ＜0.01μIU/mL、fT3 7.76 pg/mL、fT4 4.24 ng/dL、甲状腺刺激ホルモン受容体抗体（TRAb）218.7 IU/L
超音波検査：甲状腺腫大

確定診断　新生児Basedow病

　胎児甲状腺機能亢進症による胎児頻脈およびnon-reassuring fetal statusでした。胎児頻脈の持続により心不全状態で出生し、低拍出性の低血圧に伴う相対的PPHNや換気不全から、さらに肺出血や気胸を併発したものだと考えられました。ただちに抗甲状腺薬およびヨウ化カリウムによる治療を開始しました。心拍数は1時間強で210/分から150/分台に低下し、全身状態の改善も認めました。その後、薬剤の調整などで児の甲状腺機能は次第に落ち着いていきました。

診断のポイントはここだった！

1. PPHNに至った原因がなかなか同定できず、治療も対症療法が中心となった。
2. 母体情報の収集が不完全であった。
3. 経過中、頻脈が持続していたが、それに対する考察がなかった。

このCaseの反省点としては、つい呼吸障害や悪い血液ガスの結果などに目を奪われ、原因の検索が遅れたことがあるね。夜間でもあり、母体の情報収集が遅くなったことも挙げられるね。ただ、母体にBasedow病の既往があったことは分かっていたわけなので、母体の甲状腺機能が正常であっても、児に甲状腺機能の異常が発生する可能性があることを念頭に置いておくべきだったね。

そうですね。胎児頻脈に対する認識が浅く、生後の呼吸状態の悪化にあわててしまいました。搬送医も輸液、挿管などの対応は行いましたが、対症療法が中心で、冷静な情報収集、原因検索までは意識が及んでいませんでした。

新生児Basedow病

母体がBasedow病を合併した場合、胎児は以下の3つの因子による影響を受ける。

①甲状腺刺激抗体：母体の抗体価がTSAb ≧ 500％、TRAb ≧ 50％の場合、新生児に甲状腺機能亢進症が見られることが多いとされている。

②甲状腺ホルモン：胎児期は、出生後ほど甲状腺ホルモンを必要としていない。特に心筋細胞は甲状腺ホルモン受容体が多く、心筋細胞膜に直接作用し、また交感神経の活動性を高めるため、胎児頻脈を引き起こす。

③抗甲状腺薬：胎盤を通過するため、胎児期および出生後早期の甲状腺機能を抑制する。

これらの3つの要素が複雑に絡み合い、胎児および新生児の甲状腺機能へ影響を及ぼす。これは、仮に母体の甲状腺機能が正常であっても、児の甲状腺機能が正常とは限らないことを示唆している。このため、甲状腺機能異常症合併母体は周産期施設で管理すべきであり、児にも厳密な管理および観察を要すると思われる。

落とし穴と迷い道

母体情報の収集を怠ってはならない

　本Caseは、新生児搬送依頼を受けて依頼元病院に到着したときの呼吸障害が強く、情報収集もそこそこに、気管挿管、重炭酸ナトリウム投与、サーファクタント投与を行い、いったん状態を改善させたのちに搬送を行いました。NICU入院後も、気胸に対する胸腔穿刺など、対症的な処置に追われ、持続する頻拍、進行する心不全症状の原因検索が進められていませんでした。

　分娩時の産科当直医が院外非常勤医師であったことや、小児科当直医も新生児医療に不慣れであったことも重なりましたが、母体情報をしっかりと収集しなければいけないことを痛感しました。

　後日、搬送依頼元産科医への経過報告を行い、教訓を共有しました。

　　　　　　　　　　　　　　　　　　　　　　　　　　　　　　　（担当医より）

Case 4

胎児頻脈と基線細変動の消失

━━ non-reassuring fetal status とは限らない！

主訴と現病歴

主訴：胎児頻脈、基線細変動の消失

現病歴：母体は妊娠初期からA産科クリニックで妊婦健診を受けていました。妊娠経過中、特に異常は指摘されていません。在胎40週5日、200bpmの胎児頻脈と、基線細変動の消失を認めました（**図4-1**）。そのためB病院産科へ母体搬送されました。母体搬送後も胎児心拍数モニタリングに変化はなく、non-reassuring fetal statusの診断で緊急帝王切開となりました。出生体重は3,982g、Apgarスコアは8点（1分）、9点（5分）でした。出生後も引き続き児の心拍は200/分と頻脈を認めたため、C病院NICUに搬送依頼がありました。母体情報に特記事項はありません。子宮内感染症を思わせる所見もありませんでした。

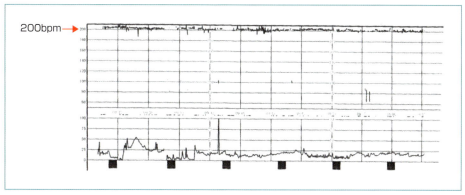

図4-1　在胎40週5日の胎児心拍数モニタリング所見

児の頻脈から、いくつか疾患を想定してみよう。

はい。子宮内感染症や母体甲状腺疾患に伴う児の甲状腺機能亢進症、また頻脈性不整脈や胎児の低酸素血症などが挙げられます。

では、実際の児の所見はどうだったかな？

搬送医到着後の経過

　搬送医がB病院に到着したとき、児には活気があり、心拍数200/分、SpO₂ 97％（room air）、体温は38.3℃でした。多呼吸などの呼吸障害は認めず、腹部所見も正常で、末梢冷感もありませんでした。その他の外表形態異常などもありませんでした。

児の全身状態は良さそうです。

熱も少し高いようだが……。検査を進めよう。

この時点で可能性が高い疾患は？
❶ 子宮内感染症
❷ 甲状腺機能亢進症
❸ 頻脈性不整脈
❹ 胎児低酸素血症
❺ その他

　全身状態が良いため、搬送前に心電図をとりました（図4-2）。

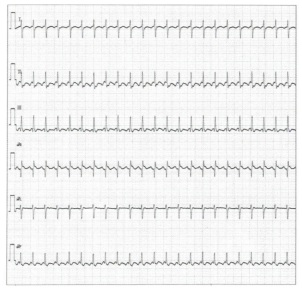

図4-2 搬送医到着時の心電図所見

心電図の所見は何だと思いますか？

P波が同定しづらいです。上室性頻拍だとは思うのですが、診断が難しいです。

診断も兼ねてまず、アデノシン三リン酸（ATP）を投与してみるといいですね。

搬送医により、B病院でATPが投与されました（図4-3）。

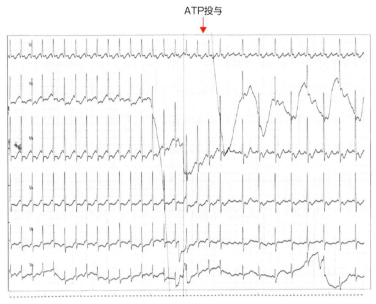

図4-3　ATP投与時の心電図所見

ATP投与によって鋸歯状波を認めました。心房粗動だと思います。

それでは心房粗動の治療を行おう。

確定診断　心房粗動

　心房粗動と診断され、5Jで同期電気ショックを施行したところ、洞調律となり、心拍数は140/分に低下しました。その後、C病院NICUに入院しました。症状の再発なく経過し、日齢5に退院しました。先天性心疾患もありませんでした。

胎児頻脈と基線細変動の消失―non-reassuring fetal statusとは限らない！ Case ❹

胎児頻脈と基線細変動による母体搬送

　1週間後、近くの産科クリニックからC病院産科に母体搬送がありました。児の在胎期間は31週で、胎児心拍数モニタリングにおける190bpmの胎児頻脈と基線細変動の消失が主訴でした。緊急帝王切開も考慮されましたが、その前に胎児心臓超音波検査が行われました（図4-4）。胎児心臓超音波検査にて心房粗動と診断し、母体へのジゴキシン投与を開始しました。3日後には心房粗動が治まりました。その後、児は正期産で健康に出生し、母とともに退院しました。

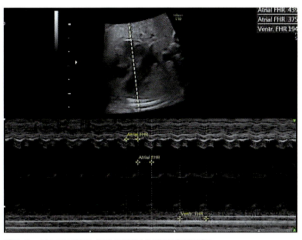

図4-4　帝王切開考慮時の胎児心臓超音波所見

前回の症例は、たまたま在胎40週でしたので、緊急娩出しても、児の未熟性の問題はありませんでしたが、今回もし緊急帝王切開を行っていれば、児に早産児としての合併症が起こるところでした。

そうだね。variabilityの乏しい胎児頻脈を認めた場合は、胎児の頻脈性不整脈の可能性も考え、診断を行い、治療方針を決めるべきだね。

27

診断のポイントはここだった！

1. 胎児頻脈＋基線細変動でnon-reassuring fetal statusと考え、緊急帝王切開を行った。
2. このような場合、胎児の頻脈性不整脈を考慮し、胎児心臓超音波検査をしっかりと行う必要がある。
3. 心房粗動は胎児心臓超音波検査で診断可能であり、母体への抗不整脈薬投与で症状の改善を図ることができる場合もある。

（胎児）心房粗動

● 概要

　胎児頻脈性不整脈は全妊娠の約0.1％に認め、その多くは上室性頻脈または心房粗動である。一方、180bpm以上の胎児頻脈を主訴としてみた場合、その約90％は母体発熱・子宮内感染症であるとされる[1]。胎児頻脈性不整脈による胎児の予後はさまざまであるが、無治療であれば30～40％が胎児水腫を発症し、特に頻脈が12時間以上続く場合は発症率が高いと言われている。

● 治療

　心房粗動の多くに300～600bpmの心房レートを認める。2：1のAV blockが存在することが多く、心室のレートは心房レートの半分になることが多い。先天性心疾患の合併は多くはない。長引くと心室機能に影響を及ぼすため、DCカルディオバージョンなどによる治療を行う。一方、自然に治ることも多い[2]。予後は良く、心房粗動が再発することは比較的まれである。

　今回のCaseのように、正期産児では早期娩出でよいと思われるが、早産児の場合で、まだ胎児水腫を来していない場合は、まず母体への抗不整脈薬投与が勧められる。

1) 桂木真司. 胎児頻脈性不整脈の治療. 第10回日本胎児治療学会シンポジウム「胎児治療の臨床試験を目指して」. 2012.
2) Phelps CM, et al. "The Heart". Klaus and Fanaroff's Care of the High-Risk Neonate. 6th ed. Philadelphia, Elsevier/Saunders, 2013, 403-4.

落とし穴と迷い道

胎児頻脈をみたら心房粗動も忘れずに

　「心電図は心房粗動っぽいけど、本当にそうかな」。搬送先で本Caseの児と出会ったとき、治療として行う同期電気ショックのハードルの高さもあり、新生児科医にとって接することの少ない心房粗動を正確に診断・治療することへのプレッシャーで、私の心拍数も上昇していました。その後、ATP投与による鋸歯状波を確認することで、診断を確実にすることができ、（数年ぶりの）同期電気ショックを行う上で、大きな安心材料となりました。次回同じ疾患の児に出会った際には、もう少し自信を持って対応できるような気がします。

　胎児診断ができれば、胎児治療によって2症例目のように早産を回避できる可能性が出てくるだけではなく、満期で胎児診断されても、出生後の対応をよりスムーズに行うことができます。心房粗動の胎児診断は、赤ちゃんにとってはもちろんのこと、その後の治療を行う医療者にもメリットは大きいです。胎児頻脈の中では頻度は決して高くはない疾患ですが、胎児診断の価値は非常に高いと実感した2症例でした。

（担当医より）

Case 5
胎児徐脈

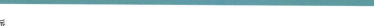

non-reassuring fetal status
とは限らない！

主訴と現病歴

主訴：胎児徐脈

現病歴：母体は28歳で、生来健康です。経産婦で、第1子は妊娠37週に1,890gで出生し、健康に成長しています。在胎28週6日に里帰り分娩目的で、A病院産科を初めて受診しました。児の推定体重は週数相当で、胎児超音波検査で明らかな異常は見られませんでした。在胎30週3日、定期受診（A病院では2回目の受診）で胎児心拍数モニタリングを施行したところ、異常所見を認めました（図5-1）。

胎児超音波検査では胎動は若干見られるものの、心拍数は53bpmと高度の徐脈を認めました（図5-2）。臍帯過捻転も同時に指摘されました。産科医から小児科医へ「胎盤早期剥離などの徴候はなく原因が分からないのですが、non-reassuring fetal status（NRFS）が否定できないので、緊急で帝王切開します」と連絡がありました。

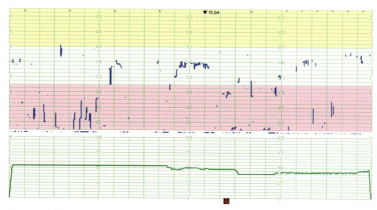

図5-1　在胎30週3日の胎児心拍数モニタリング①

胎児徐脈—non-reassuring fetal statusとは限らない！ Case 5

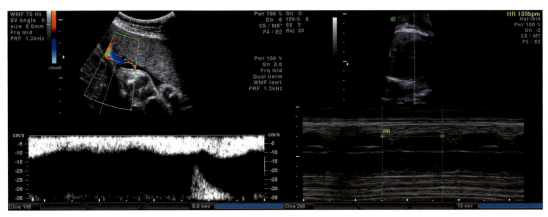

図5-2　在胎30週3日の胎児心臓超音波所見①

NRFSで緊急帝切だそうです。

そうですか、分かりました。少し時間があるので、鑑別診断を挙げてみよう。

NRFSとすると、常位胎盤早期剥離、臍帯過捻転、臍帯結節などの臍帯因子が挙げられます。胎児心拍数モニタリングを見せてもらいましたが、心拍がうまく拾えていないような印象もあります。

でも、胎児心エコーでも心拍数が53bpmなので、胎児徐脈は間違いないよね。

そうであれば、胎児の徐脈性不整脈も鑑別に挙がると思います。ただし母体の原疾患はなさそうですが……。

もし胎児徐脈性不整脈であれば、緊急帝王切開の適応はないかもしれないので、産科医と話をしてみよう。

小児科の指導医は産科医へ、「本当に今出した方がよいですか？」と異論を唱えましたが、産科医から「死産になるかもしれませんよ」と言われ、そのまま緊急帝王切開となりました。

この時点で可能性が高い疾患は？	❶ non-reassuring fetal status ❷ モニター装着不良などによるモニタリング不良 ❸ 胎児徐脈性不整脈

児は在胎30週3日に緊急帝王切開で出生しました。出生体重1,315g、Apgarスコア6点（1分）、6点（5分）でした。気管挿管の上、肺サーファクタントが投与されたのち、ヘリコプターにてB病院NICUへ新生児搬送されました。

B病院NICU入院時の所見

明らかな外表形態異常はなし、心音：整、心拍数55/分、呼吸音：両側減弱ならびに軽度雑音、呼吸数36/分、腹部は軽度膨満、血圧44/21（28）mmHg、右上肢SpO_2 95%

血液検査：逸脱酵素の軽度上昇以外、異常所見はなし
頭部超音波検査：異常なし
胸腹部超音波検査：左室収縮能；駆出率（EF）57.8%、短縮率（FS）25.0%とまずまず、明らかな形態異常なし（図5-3）
胸腹部エックス線：図5-4
心電図検査：心房調律150/分、心室調律50/分（図5-5）

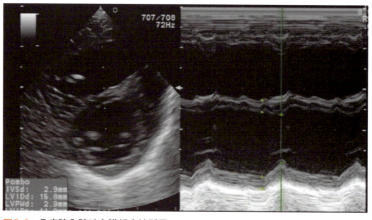

図5-3　B病院入院時心臓超音波所見

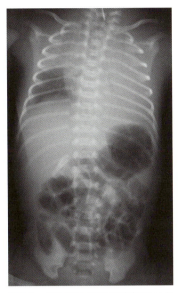

図5-4 B病院入院時胸腹部エックス線所見

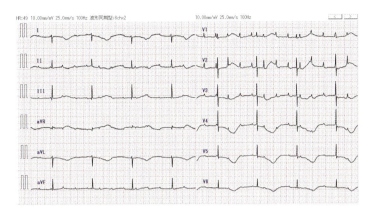

図5-5 B病院入院時心電図所見

確定診断　先天性完全房室ブロック

　後日、母体の血液検査結果が出ました。抗SS-A/Ro抗体は陽性（≧500U/mL）、抗SS-B/Ro抗体は陽性（59.2U/mL）、抗核抗体は陽性（160倍）でした。このことから母体全身性エリテマトーデス（SLE）に伴う先天性完全房室ブロック（CAVB）と診断されました。

その後の経過

　日齢5には心拍数が50/分を切るようになったため、日齢6に一次ペーシングを挿入し、日齢7には永久ペースメーカ植込み術を施行しました（図5-6）。徐脈時のBEは−3〜−5mmol/Lでしたが、術後は1〜2となりました。また日齢7に同時に動脈管結紮術も行いました。

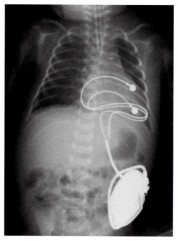

図5-6　永久ペースメーカ植込み術後
（日齢7）

この症例の問題点を挙げてみよう。

早産児、極低出生体重児として出生した結果、CAVBに対する治療の選択肢が制限されました。まず一次ペースメーカ挿入時は、心室壁の穿破、心タンポナーゼのリスクが高まったと思われます。また、永久ペースメーカとして、サイズの大きいものが選択できませんでした。さらに、早産児の合併症として呼吸窮迫症候群（RDS）、動脈管開存症（PDA）を来し、人工呼吸管理や動脈管結紮術を要しました。

そうだね。胎児期にCAVBと診断されていれば、もう少し妊娠を延長させることができたかもしれないね。

ピットフォール

① 産婦人科医の「NRFSだ」という一言に弱い。
② 産科病棟全体が「緊急帝王切開！」の流れになっている中で、異論を唱えにくい。
③ 里帰り分娩目的で、今回が2回目のA病院受診であり、母体は無症状であった。
④ 胎児不整脈の認識の不足：胎児心拍数モニタリングおよび胎児心臓超音波の見直し（後述）

診断のポイントはここだった！

1. 胎児心拍数モニタリング：心拍波形が全く連続していない（図5-7）。
   ※ダブリング：胎児心拍数が90bpm以下だと、2倍にカウントして表示されることがある。

2. 胎児心臓超音波検査：心房の収縮と心室の収縮が全く同期していない（図5-8）。

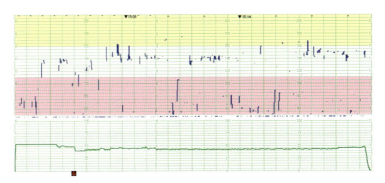

図5-7　在胎30週3日の胎児心拍数モニタリング所見②

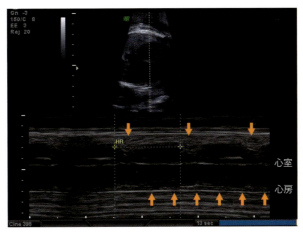

図5-8　在胎30週3日の胎児心臓超音波所見②

先天性完全房室ブロック

●概要
　P波が心室に伝導せず、P波とQRS波が全く独立した調律をとる。胎児や新生児期に出現することがあり（先天性完全房室ブロック）、この場合、抗SS-A抗体、抗SS-B抗体陽性の母体からの出生児のことが多い。遺伝子異常を認めることもある。

●病因
　母体SLE（抗SS-A抗体、抗SS-B抗体陽性）の場合、胎児期、新生児期に出現する。先天性心疾患やその術後に発生することもある。

●臨床症状
　胎児水腫を来したり、新生児・乳児期で徐脈が持続したりする場合には、心不全症状（哺乳不良、多呼吸、顔色不良、網状チアノーゼ、肝腫大など）が見られる。

●治療
　ペースメーカ植込みが唯一の治療法である。

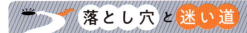

胎児徐脈

　高度徐脈を伴う先天性完全房室ブロック（CCAVB）は、出生後に永久ペースメーカー植込み術を要する。母体膠原病に伴うCCAVBは、在胎20～30週前半に発見されることが多い。特に里帰り出産で前医からの情報が少ない場合、いつから診られた徐脈なのかがはっきりせず、診断・治療方針に迷うことがある。

　本Caseは他院で出生したため、受診～診断～帝王切開～新生児蘇生～搬送までの経過の詳細は分からない。しかし、「原因不詳の胎児徐脈」に端を発し「死産になるリスクがある」となり、不要な帝王切開により不要な新生児蘇生を要した。極低出生体重児として出生したためCCAVBに対する治療法にも制限が生じる結果となった。

　仮に本CaseがCCAVBと胎児診断されても、胎児治療が奏効せず結果的に極低出生体重児として出生せざるを得なかった可能性はある。その場合、少なくとも母体ステロイド投与を行うことは可能であったと思われ、呼吸窮迫症候群や未熟児動脈管開存症はより軽症で済んだとも考えられる。

　早急に治療法を決定しなければならないときに、原因や鑑別診断を十分に検討しないまま方針を決定してしまうことがピットフォールにつながると思われる。重度のチアノーゼが診られる遷延性肺高血圧症の新生児に、十分な酸素投与を行わず鑑別診断を曖昧にしたまま総肺静脈還流異常を疑い、酸素投与を禁止してしまうことがある。胎児徐脈が診られるときに、徐脈の原因を曖昧にしたまま帝王切開してしまった本Caseと同じことである。

　新生児科医師が胎児心エコーを行うことは、産科医師とは違った視点から胎児を診られるという大きなメリットがある。新生児科医師は「新生児が出てからなんぼのモノ」ではなく、積極的に胎児診断に関わっていく必要があると思われる。日頃から胎児心エコーを含めて産科医師と密に情報を共有することが、お互いのリスペクトにつながる。結果的に児への不要な医療的介入を避けることにつながるかもしれない。そう考えて胎児診断や胎児期からの治療方針の説明には積極的に関わるようにしている。

（担当医より）

Case 6
酸素化の軽度不良

SpO₂100％ではチアノーゼ性先天性心疾患を否定してよい？

主訴と現病歴

主訴：酸素化不良
現病歴：母体の妊娠経過に特記すべき事項はありません。在胎38週1日、一次施設であるA産科クリニックで、自然分娩にて出生しました。男児、出生体重は2,514g、Apgarスコアは8点（1分）、9点（5分）でした。出生後早期よりSpO₂が90％前半で経過し、酸素投与後もSpO₂が95％以上に上昇しないため、B病院NICUへ紹介、新生児搬送となりました。

B病院での経過

NICU入室後、保育器内酸素40％でSpO₂は100％まで上昇しました。血液ガス分析では二酸化炭素の貯留は認めませんでした。バイタルサインは、心拍数136/分、呼吸数48/分で、心雑音は聴取しませんでした。
心臓超音波検査：右心系拡大、軽度の三尖弁逆流（TR）、動脈管は両方向シャント
胸腹部エックス線：肺野の透過性の軽度低下、心拡大はなし（図6-1）

この時点で可能性が高い疾患は？
❶ 新生児遷延性肺高血圧症
❷ 先天性心疾患
❸ 先天肺炎

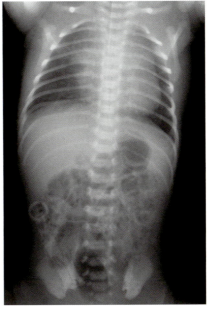

図6-1 B病院入院時の胸腹部エックス線所見

40％の酸素投与でSpO₂が100％まで上昇したので、チアノーゼ性の先天性心疾患は考えにくいと思います。心エコーでも心内構造異常はなさそうでした。先天肺炎や、何らかの呼吸障害に伴う新生児遷延性肺高血圧症（PPHN）を考えます。

でも動脈管が両方向シャントになるようであれば、もう少し呼吸状態が悪くてもよさそうだけどね。

B病院でのその後の経過

先天肺炎も否定できないため、輸液や抗菌薬の投与を開始しました。

日齢2に保育器内酸素は40％から36％に下げられましたが、SpO₂は95％前後で推移していました。血液検査上、感染徴候は認めませんでした。多呼吸などの呼吸障害は相変わらず認めないものの、体色が白く末梢冷感が著明でした。

胸部エックス線：心胸郭比（CTR）57％、心拡大

感染症ではなさそうなのですが、なかなか状態が改善しません。末梢冷感や体幹の色の悪さはむしろ進行している印象があります。

 そのようだね。心拡大、末梢循環不全の徴候が出ているね。もう一度精査を行ってみよう。

心拡大および末梢循環不全より、心臓超音波検査を再度施行しました。

心臓超音波検査：上大静脈の拡大と、そこに流入する肺静脈からつながる異常血管（図6-2）

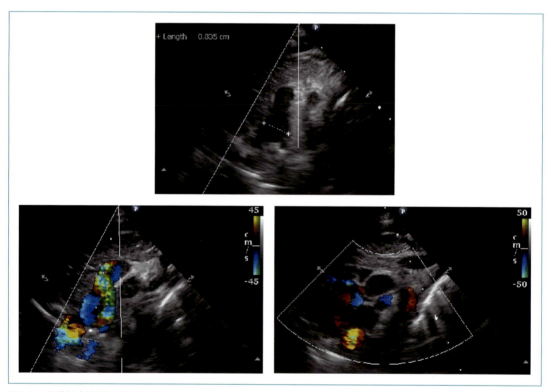

図6-2　心臓超音波所見（日齢2）

そこで、C病院小児循環器科医に往診を依頼しました。

確定診断　総肺静脈還流異常（上心臓型：Ⅰb型）

総肺静脈還流異常（TAPVC）Ⅰb型と確定診断されたため、翌日にC病院に転院しました。

診断のポイントはここだった！

1. 心臓超音波検査は行っているが、正しく診断できていない。
2. 酸素投与にてSpO₂が100％になった時点で、チアノーゼ性先天性心疾患の可能性はないと考えてしまった。
3. 全身状態の観察（体幹の色の変化、末梢冷感）によって再検査を行い、確定診断に至った。

この症例の反省点としては、中等度の酸素投与でSpO₂が100％まで上昇したため、チアノーゼ性の先天性心疾患をいったん否定してしまったところにあるね。

そうですね。新生児の原因不明の肺高血圧では、このTAPVCは鑑別診断として必ず考えておかないといけませんね。

その通り。TAPVCでは、このⅠb型のみでなく、特にⅢ型でSpO₂が比較的上昇しやすいことを覚えておこう。でも全身状態の観察で、早期に再検査を行ったのは良かった点だと思うよ。

ありがとうございます。

総肺静脈還流異常（上心臓型：Ⅰb型）

Ⅰb型では肺静脈が上大静脈に還流する。Ⅰb型の心臓超音波検査では、特に上大静脈の拡大を認めることがポイントである。

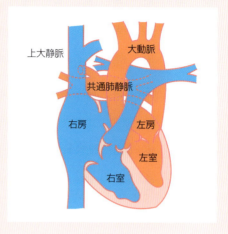

 落とし穴と迷い道

思い込みという間違った扉を開けないように

　Case 6を振り返り、当時と同じような思いがこみ上げてきました。呼吸障害が軽度で、酸素濃度40％の酸素投与でSpO$_2$が100％に上昇したことで先天性心疾患の可能性は低いだろうと考えながら入院時の超音波検査を行ってしまい、総肺静脈還流異常を否定するための十分な検索を行わなかったことが悔やまれます。臨床経過や症状から総肺静脈還流異常の可能性が否定できないと思い直し、再度超音波検査を行ったときに肺静脈が左房に還流しているか、上大静脈の拡張はないか、異常な血管の流入はないかという点を丁寧に見直し診断にたどり着いたときには、安堵と後悔の入り混じった複雑な気持ちになったのをよく覚えています。思い込みという間違った扉を開けてしまうと容易にピットフォールに陥ってしまうという経験から、先天性心疾患が予想されるときであっても、いつもと同じように超音波検査を実施するように努めています。総肺静脈還流異常の可能性があるときのポイントとして、日本周産期循環管理研究会を通じ教えていただいたことですが、卵円孔がどちら向きか、心房間交通がどちら向きに流れているかをよく観察するようにしています。その上で肺静脈が左房に還流していること、総肺静脈還流異常症で見られる所見がないことを確認するように心がけています。

（担当医より）

Case 7

上下肢差のあるSpO₂低下

―― PPHNの原因の鑑別診断は慎重に！

主訴と現病歴

主訴：SpO₂の上下肢差

現病歴：A病院産科で在胎40週6日、自然分娩で出生しました。男児、出生体重2,935g、Apgarスコアは8点（1分）、9点（5分）でした。母体合併症は前期破水のみで、母体発熱や胎児心拍異常は認めませんでしたが、スクリーニングにてGBSが検出されており、分娩時には抗菌薬が投与されました。児の全身状態は良く、ルチーンケアを進めました。

日齢1の初回診察時、呼吸障害は見られませんでしたが、SpO₂は上肢98％、下肢90％で、上下肢差を認め、NICUに入院しました。

NICU入院後の経過

多呼吸、その他の努力呼吸はなく、心雑音や肝腫大も認めませんでした。吸入酸素濃度（F$_I$O$_2$）0.30の酸素投与により下肢のSpO₂も100％となりました。

血液検査：WBC 27,600/μL、CRP 3.0mg/dL　→　抗菌薬投与開始

胸部エックス線：図7-1

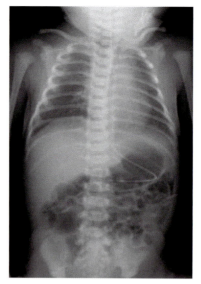

図7-1　NICU入院時エックス線所見

まず現病歴などから、鑑別診断を挙げてみよう。

心エコーの前にですか？ 分かりました。SpO₂の上下肢差を認めますので、動脈管の血流は右左シャントであることが推測されます。明らかな呼吸障害を認めませんので、動脈管依存性の先天性心疾患が考えられます。その一方で、低濃度の酸素投与でSpO₂の上下肢差が改善していますので、先天性心疾患ではなく、軽症の新生児遷延性肺高血圧症（PPHN）の可能性もあります。母体からGBSが検出されていますし、児の白血球増多もあります。胸部エックス線でも少し肺野の透過性が低下している印象もありますので。ただそれにしては、全身状態が悪くないですね。

そうだね。それでは、心エコー所見を見てみよう。

この時点で可能性が高い疾患は？

❶ 大動脈縮窄などの動脈管依存性先天性心疾患
❷ その他の先天性心疾患
❸ 新生児遷延性肺高血圧症

心臓超音波検査：右心系拡大、三尖弁逆流（TR）、心室中隔平坦化、動脈管は両方向性で右左優位、肺動脈血流はPHパターン、大動脈は肺動脈に比べて細く、大動脈峡部は直径2.6mm（図7-2）

心臓超音波検査では心室中隔欠損（VSD）をはじめ構造異常はなく、心房間の交通を認めませんでした。

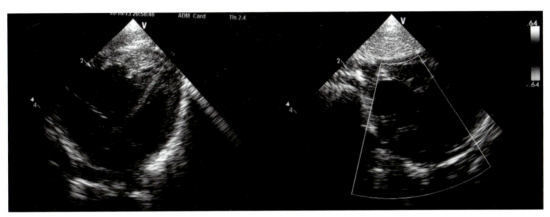

図7-2　心臓超音波所見

大動脈峡部はやや細いのですが、それよりも右心系の拡大、肺高血圧が目立ちます。心房間は何回も見たのですが、血流が確認できませんでした。

通常、生後早期には卵円孔は閉じていないはずだね。ということは……。

確定診断　卵円孔早期閉鎖＋それに伴う肺高血圧症

その後の経過

心房間の交通がないことから、卵円孔早期閉鎖に伴う肺高血圧症と考え、酸素投与を継続しました。動脈管は閉鎖傾向となり、また肺高血圧の所見は改善に向かいました。動脈管閉鎖後、大動脈縮窄症は完全に否定され、日齢3に酸素投与を中止しました。児の入院時培養で静脈血以外からGBSが検出されましたが、全身状態の悪化を来すことなく、検査値も改善しました。

今回は卵円孔早期閉鎖、または狭小化という、比較的まれな病態だったけど、幸い重症化せず改善したね。そういう意味では、今回はピットフォールには陥らなかったね。でも、どうして卵円孔早期閉鎖で肺高血圧症を呈するんだろうか。

卵円孔が胎児期に早期閉鎖すると、左心系の前負荷が減ります。そのために左心系などの発育が悪くなります。出生後、肺静脈からの血流増加により、小さめの左室の拡張末期圧が上がり、左房圧も上昇します。そのために肺うっ血が生じ、肺高血圧症を来すのだと思います。

その通りだね。今回のCaseは大動脈峡部が少し細かったのも矛盾しない所見だね。いずれにしても症状からは病態の把握が難しいため、心エコーで心房間血流がないことを確認できてよかったね。

卵円孔早期閉鎖

- 胎児期における卵円孔の狭小化および閉鎖はまれな病態である。一方で、卵円孔閉鎖は左心低形成症候群や胎児水腫の原因になると言われている。今回のCaseは左心系に比べ右心系の拡大と肺高血圧症は認めたが、重篤な状態には至らなかった。これらの要因は、卵円孔の閉鎖あるいは狭窄の程度や、発症時期によって影響を受けると思われる。
- 胎児期の卵円孔閉鎖は、胎内において致命的な病態になり得る疾患であり、早期診断、早期娩出が重要である。

落とし穴と迷い道

ピットフォールの経験を糧に

　遷延性肺高血圧症か先天性心疾患かを診断しなくてはいけないという場面は決して少なくないと思います。Case 7では、先天性心疾患として動脈管依存性先天性心疾患、総肺静脈還流異常の可能性を考えて検索を進める過程で、「あれ？ 心房間交通が流れていないな」と気づき、本当に流れていないのか数回繰り返し見直したことを覚えています。こうして診断できたのは、Case 6の経験が活かされたからだと思っています。また、日本周産期循環管理研究会メーリングリストでの事前討論、発表時のディスカッションを通じ、動脈管や卵円孔の早期閉鎖に伴い肺高血圧や心不全を来す機序について理解を深められ、大変勉強になったことを思い出しました。ピットフォールという失敗からたくさんのことを学ばせていただき感謝しています。

（担当医より）

Case 8

出生直後からのチアノーゼ持続

――― まず必要な初期対応は？

主訴と現病歴

主訴：日齢0のチアノーゼ
現病歴：妊娠経過中に特記すべき異常はありませんでした。児はA産科クリニックにて在胎38週3日、頭位経腟自然分娩にて出生しました。出生体重は2,812g、Apgarスコアは9点（1分）、9点（5分）でした。出生直後からSpO$_2$が60％のため、気管挿管ならびに100％酸素にてバギングを開始しましたが、全身チアノーゼは改善しませんでした。挿管前に努力呼吸は目立ちませんでした。心臓超音波検査にて肺動脈弁の順行性血流が確認できないため、B病院に遠隔診断依頼を行いました。

出生直後から強いチアノーゼがあり、100％酸素でバギングしても改善しません。先天性心疾患でしょうか？

その可能性もありますが、まずは鑑別診断を挙げてみよう。

この時点で可能性が高い疾患は？
❶ 呼吸器疾患に伴う新生児遷延性肺高血圧症
❷ 先天性心疾患
❸ その他

遠隔診断の結果、純型肺動脈弁閉鎖（PA/IVS）、卵円孔開存（PFO）と診断されました。動脈管血流が少ないため、リポプロスタグランジンE$_1$（リポPGE$_1$）投与の上、B病院NICUへ搬送されました。

B病院での経過

入院時胸部エックス線：心胸郭比（CTR）64％、気胸（右）により胸腔ドレナージ施行（しかしSpO$_2$は上昇せず）（図8-1）

心臓超音波検査：三尖弁逆流（TR）著明、右室低形成なし、右室壁の肥厚著明、PFOは右左シャント、肺動脈弁に順行性血流なし、動脈管は左右シャントで狭窄所見あり

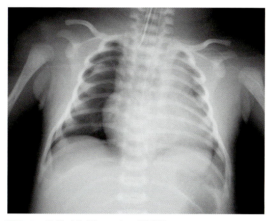

図8-1　入院時胸部エックス線所見

心臓超音波所見から病態にふさわしい診断は？
❶ 純型肺動脈弁閉鎖
❷ 三尖弁異形成
❸ 動脈管早期閉鎖
❹ 新生児遷延性肺高血圧症

気胸はありましたが、重度の低酸素血症および新生児遷延性肺高血圧症（PPHN）を来すものではないと思います。心エコーで肺動脈弁のところが見えにくかったのですが、現在の病態を説明するのに最もふさわしいのは、PA/IVSと考えます。

いずれにしても肺血流を確保する必要があるね。PGE$_1$を増量していこう。

その後、PGE₁を100ng/kg/分まで増量しましたがSpO₂が上昇しないため、肺動脈弁切開術の実施を目的に緊急手術を行いました。
術中所見：肺動脈弁の開放あり、三尖弁前尖の乳頭筋断裂あり、三尖弁腱索の再建ならびにブリッジング術を施行して手術終了

術後経過

　術後も肺血流低下による低酸素血症が持続するため、日齢5に体外膜型人工肺（ECMO）を導入しました。日齢9にBlalock-Taussig（BT）シャント術を追加し、ECMOから離脱できました。その後、右室心筋肥厚の改善などもあり、生後2カ月で退院となりました。

> この経過をみて、もう一度考えてみよう。病態を説明するのに最もふさわしいのは、①PA/IVS、②三尖弁異形成、③動脈管早期閉鎖、④PPHNのいずれだろう？

> 術中所見からは、PA/IVSではありませんでした。

> そうだったね。それで同様の血行動態を示す疾患は……？

確定診断　動脈管早期閉鎖＋乳頭筋断裂による三尖弁逆流＋機能的肺動脈閉鎖

　まず胎児期に動脈管が早期閉鎖し、そのために右室圧が上昇し、心筋肥厚や虚血を呈しました。それに伴い、三尖弁乳頭筋断裂も生じ、重度のTRを来したため、機能的肺動脈閉鎖の病態を形成したと考えられました。後に問診を行いましたが、母体内服歴はありませんでした。

出生直後からのチアノーゼ持続―まず必要な初期対応は？ **Case 8**

診断のポイントはここだった！

1. 妊娠後期の胎児心臓超音波でTRや右心系の拡大を認めたはずであり、胎児診断できた可能性がある。

2. 胎児診断が付いていれば、早期娩出や出生直後からの治療介入により、予後が改善できる可能性がある。

実は以前、もう一例同様のCaseを経験しているんだ。

C産科クリニックのCase

C産科クリニックで在胎41週3日に2,886gで出生しました。出生直後からチアノーゼと徐脈を認めました。蘇生に反応せず、生後4時間で死亡しました。病理解剖が実施されました（図8-2）。母体に内服歴はなく、妊娠20週台の胎児心臓超音波では異常は見られませんでした。それ以降、心臓超音波検査は実施されていませんでした。

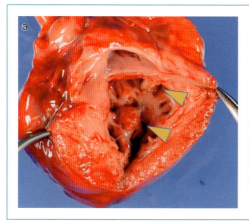
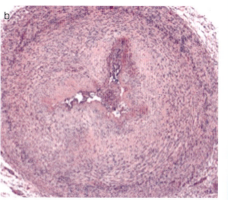

図8-2　病理所見
a）断裂した乳頭筋、前尖はゼラチン状に肥厚、右室壁の肥厚
b）動脈管内膜は線維性に肥厚、内腔はほぼ閉塞

ピットフォール

① 動脈管早期閉鎖は比較的軽症な例も多いが、本CaseのようにECMOを要する例や、治療に反応せず死亡する例もある。
② 母体に非ステロイド性抗炎症薬（NSAID）などの内服歴がない場合にも、動脈管早期閉鎖を鑑別に挙げる必要がある。ハーブティーやグレープジュース、オレンジジュース、赤ワインなどに含まれるポリフェノールやフラボノイドにも胎児動脈管収縮作用を認めると報告されている。
③ 三尖弁の乳頭筋断裂により弁逆流が重度になると、機能的肺動脈閉鎖に至る。
④ PA/IVSとの違いは、出生直後からの動脈管狭窄所見である。肺動脈弁逆流がないか丁寧に探すことも重要である。逆流を認めれば、PA/IVSではなく、機能的閉鎖が考えられる。

動脈管早期閉鎖

●疫学
　軽症のものもあるため、正確な頻度は分かっていない。

●原因
　母体NSAID内服は有名であるが、内服歴がなくても胎児動脈管早期閉鎖を認める例もある。

●診断
　胎児心臓超音波検査で右心系拡大、右室心筋肥厚、TRなどの所見を認めた場合、動脈管の形態と血流を確認する。NSAIDなどを内服していればすぐに中止し、経過観察を行う。心不全徴候が著明な例、進行する例は在胎期間などを考慮して早期娩出も検討する。

●治療
　PPHNに準じた治療を行う。軽症例は酸素投与のみで軽快することもあるが、人工呼吸管理やNO吸入が必要になる場合も多く、最重症例ではECMO管理となる。動脈管再開存と肺動脈拡張による肺血管抵抗低下を期待して、PGE_1製剤を使用することもある。

動脈管、生まれるまでは閉じないで

　実は自分が経験したのは2例目の死亡例でした。その後、過去に1例目の症例があったことを知り、ピットフォールとして発表しました。

　2例目の迎え搬送はとても印象に残っています。緊急帝王切開で出生後、第一啼泣はあったのにすぐに泣かなくなってしまい、徐脈とチアノーゼを呈しているという依頼でした。到着して気管挿管しましたが、呼気二酸化炭素検出器がうっすらとしか変色しませんでした。食道挿管かな？　何度か喉頭展開して確かめましたが、ちゃんと気管内に入っています（当院搬送後にエックス線でも確認しています）。後で考えると、肺動脈の順行性血流がなく、動脈管もほぼ閉鎖していたので、血中二酸化炭素が呼気に出てこなかったのだと思います。

　気管挿管し、ボスミン®投与を繰り返してもなかなか改善しませんでした。そのときには本症は全く鑑別に挙がっていませんでしたが、もしすぐに診断がついていて一酸化窒素吸入療法を開始できていれば転帰が変わっていたかも、との思いがあります。早期診断のためには胎児エコーも重要だと思います。

　休日だったので医師、看護師1名ずつで搬送に出たのですが、たまたまドクターカーが使用できなかったので自治体の救急車で向かいました。行ってみたら思ったよりも重症で、救急隊員に胸骨圧迫や搬送を手伝っていただきました。人手が多くて助かりました。今まで自分が経験した新生児搬送の中でベスト（ワースト？）3に入る大変な搬送でした。比較的軽症な動脈管早期閉鎖しか経験したことがなかったので、こんな重症な子もいるのか！と衝撃を受けました。

　ちなみに次子妊娠時には当院産科でもエコーを施行し、動脈管が細くなっていないこと（もちろんほかの先天性心疾患もないこと）を確認し、元気な子が生まれました。

　動脈管へ。勝手なお願いですが、生まれた後に閉じてください。

（担当医より）

Case 9
新生児遷延性肺高血圧症の鑑別
非典型的なエコー所見には何かが隠れている！

主訴と現病歴

主訴：チアノーゼ
現病歴：母体はA産科クリニックにて妊婦健診を受けていました。妊娠中の薬剤投与や嗜好品の摂取はありませんでした。妊娠経過中、特に異常は指摘されていません。児は在胎38週3日、頭位経腟自然分娩で出生しました。男児、出生体重は2,434g、Apgarスコアは8点（1分）、9点（5分）でした。出生後よりチアノーゼが続き、酸素投与で経過観察されていました。日齢1になっても症状の改善を認めないため、B病院NICUへ新生児搬送されました。

B病院入院時の所見

　吸入酸素濃度（F_IO_2）0.6で、右上肢のSpO_2は90〜95％でした。心拍数は136/分、呼吸数64/分、血圧の上下肢差はありませんでした。Levine分類Ⅲ度/Ⅵ度の収縮期雑音を聴取しました。明らかな顔貌異常や外表形態異常はありませんでした。
血液検査：WBC 16,500/μL、Hb 13.9g/dL、Plt 22.4万/μL、CRP 0.18mg/dL
血液ガス（静脈血）：pH 7.347、PCO_2 39.9mmHg、BE−4.0mmol/L
胸部エックス線：心胸郭比（CTR）63％、肺野透過性の軽度低下、肺うっ血所見なし（図9-1）

この時点で可能性が高い疾患は？
1. 神経疾患
2. 呼吸器疾患
3. 循環器疾患
4. 感染症
5. その他

新生児遷延性肺高血圧症の鑑別—非典型的なエコー所見には何かが隠れている！　Case ❾

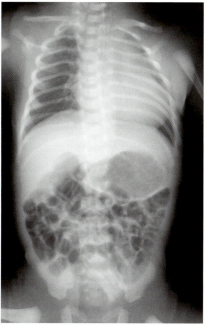

図9-1　入院時の胸部エックス線所見

酸素化不良の割に、軽度の多呼吸以外に努力呼吸はなく、血液検査上、感染徴候もありません。循環器疾患の可能性を最も考えます。

胎児心エコーでは特に異常を指摘されていないよ。引き続き鑑別診断を行っていこう。

心臓超音波検査：【短軸像】心室中隔は収縮期に左室側に凸（図9-2）、大動脈弁輪8.4mm（図9-3）、【四腔断面像】著明な三尖弁逆流（TR）（4.0m/秒）、右房ならびに右室の拡大（図9-4）、【左室流出路】大動脈弁上の流速3.3m/秒（図9-5）、【その他】卵円孔は左右シャント、動脈管はほぼ閉鎖

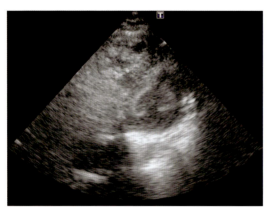

図9-2　心臓超音波所見（短軸）①

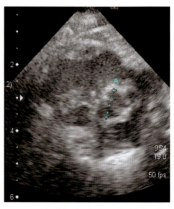

図9-3　心臓超音波所見（短軸）②

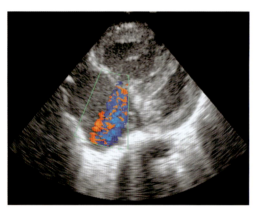

図9-4　心臓超音波所見（四腔断面）

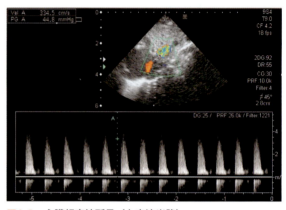

図9-5　心臓超音波所見（左室流出路）

> 心エコー検査結果をまとめると、明らかな心内構造異常は見られませんでした。右心系の拡大、著明なTRがあり、動脈管はほぼ閉鎖していました。卵円孔は左右シャントで、左心系の拡大や僧房弁逆流は認めませんでした。大動脈弁上の流速が3.3m/秒と早くなっています。

> ここでもう一度、鑑別診断を挙げてみよう。

新生児遷延性肺高血圧症の鑑別—非典型的なエコー所見には何かが隠れている！ Case ❾

| この時点で可能性が高い疾患は？ | ❶ 動脈管早期閉鎖に伴う新生児遷延性肺高血圧症
❷ 三尖弁異形成
❸ 肺動脈狭窄
❹ 総肺静脈還流異常
❺ 呼吸障害に伴う新生児遷延性肺高血圧症
❻ その他 |

その後の経過

卵円孔が左右シャントであるので、新生児遷延性肺高血圧症（PPHN）ではないと考えます。呼吸障害の治療を行っていきます。

　酸素投与の継続と、ミダゾラムによる鎮静を行いました。しかし、啼泣を契機にチアノーゼが増悪し、酸素化の維持が困難となったため、PPHNへ移行したと判断し、人工呼吸管理、100％酸素投与、一酸化窒素（NO）吸入療法、カテコラミン投与、オピオイドによる鎮静などを開始しました。

　これらの治療を開始したのち、低酸素血症は改善し、心臓超音波検査にて心室中隔は右室側に凸となりましたが、右心系の拡大やTR（3m/秒）は残存していました。NO吸入療法は49時間で終了でき、日齢4には人工呼吸管理から離脱しました。

　ところが、PPHNの改善とともに、大動脈弁上部の流速が4m/秒以上と顕在化したため、精査加療目的で、日齢6にC病院へ転院となりました。

C病院転院後の経過

　日齢7に心臓カテーテル検査を施行しました。大動脈弁右冠尖と左冠尖の基部が癒着していましたが、左房と大動脈の圧較差は軽度であったため、バルーン拡張術の適応はなく、内服加療となりました。

確定診断　新生児遷延性肺高血圧症に合併した左室流出路狭窄（大動脈弁狭窄）

診断のポイントはここだった！

❶ はじめの心臓超音波検査で肺高血圧症の所見を認めたが、動脈管はほぼ閉鎖しており、また卵円孔が左右シャントであったことから、PPHNと診断されなかった。
→PPHNに左室流出路狭窄を合併した場合、卵円孔の血流は左右シャントになることがある。

❷ 酸素化の改善とともに、まだ三尖弁逆流が強く残る段階で、心室中隔が右室側に凸となったのは、左室流出路狭窄の顕在化を見ていた可能性があった。

PPHNの診断は難しいです。卵円孔が左右シャントだったので、PPHNではないと考え、その後の状態悪化を引き起こしてしまいました。

左室流出路の狭窄があったため、左房圧が上昇し、その結果卵円孔が左右シャントになっていたと考えられるね。動脈管がほぼ閉鎖していたことも、診断を難しくしたね。また、もし左室流出路狭窄が高度であった場合、NO吸入療法によって肺うっ血を増悪させる恐れもあったと思われるため、事前の評価は重要だね。

大動脈弁狭窄症

- 狭窄の生じる部位によって、大動脈弁性狭窄、大動脈弁上狭窄、大動脈弁下狭窄の3種に分類され、弁性狭窄が約75％を占める。
- 弁性狭窄の多くでは、大動脈弁は二弁である。
- 重症例は乳児期に心不全で発症し、中等症以下でも発育に伴って相対的に重症となる。
- 心臓超音波検査または心臓カテーテルにて左室大動脈圧較差50mmHg以上は手術適応である。

落とし穴と迷い道

非典型的なエコー所見が得られた場合は原因を探し出す努力を

　このCaseでは、肺高血圧となるような明らかな原因が見つからず、また動脈管が閉鎖しており、卵円孔のシャント血流が左右方向であったため、当初、新生児遷延性肺高血圧症（PPHN）の診断に難渋しました。振り返ってみると、臨床所見や胸部エックス線での心拡大、心臓超音波検査における三尖弁逆流、右房・右室が拡大していた所見を総合的に判断すれば、PPHNと診断できたと思います。卵円孔のシャント血流が左右方向であったのが非典型的でしたが、その原因を得られた所見から血行動態を踏まえて細かく考察すべきでした。

　また、PPHNに対して、一酸化窒素吸入療法など肺血管抵抗を低下させる治療を行いましたが、肺血流が増加することにより大動脈弁狭窄の所見を悪化させてしまうリスクがありました。PPHNの治療中は右心系の心機能の動向のみに注視してしまいましたが、併せて左心系の心機能にも注意を払うべきでした。

　このCaseを通して、非典型的なエコー所見が得られた場合には、その原因を探し出す努力が必要なことを学びました。そして、当初は断片的に見ていた所見が、血行動態として関連していることが明らかとなる過程を経験することができました。

（担当医より）

Case ❿ 大動脈弓離断

── IAAと診断しても油断しない！

主訴と現病歴

主訴：生後数時間の下半身のチアノーゼ

現病歴：母体は32歳、初産です。妊娠経過に異常はありませんでした。児はA病院にて、在胎39週5日に頭位経腟自然分娩にて出生しました。出生体重は2,700g、Apgarスコアは9点（1分）、9点（5分）でした。生後2時間の初回新生児診察で下半身の軽度チアノーゼを認め、上下肢のSpO_2を測定したところ、上肢は100％でしたが、下肢が92％でした。このため心臓超音波検査を施行した結果、大動脈弓離断（IAA）と診断され、リポプロスタグランジンE_1（リポPGE_1）投与開始の上、B病院NICUへ新生児搬送されました。IAAに心室中隔欠損（VSD）は伴っていませんでした。

「下肢のSpO_2が92％」というのは、肉眼的にはなかなか気づきにくいと思う。今回は素晴らしい判断だったが、一般的には全ての新生児に対して、下肢のSpO_2を測定することによる、先天性心疾患のスクリーニングを行うことが望ましいね。

B病院入院時所見

多呼吸を認めました。

血液ガス（静脈血）：pH 7.362、PCO_2 31.8mmHg、HCO_3^- 17.6mmol/L、BE −6.5mmol/L、乳酸 4.1mmol/L
胸腹部エックス線：図10-1

胸腹部エックス線所見はどうかな？

肺野の過膨張と、肺血流の増多を認めます。

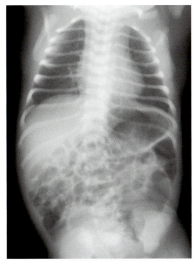
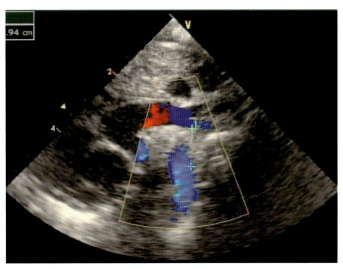

図10-1　B病院入院時の胸腹部エックス線所見

図10-2　心臓超音波所見（上胸骨窩大動脈弓像）

　改めて心臓超音波検査が施行されました。上胸骨窩大動脈弓像では、やはりIAAを認めましたが、VSDは認めませんでした（図10-2）。

> VSDを伴わないIAAはまれだが、あってもおかしくはない。ただ、IAA単独であれば、下肢のSpO₂が92％というのは、高すぎる気がする。この場合、何が考えられるかな？

 何らかの左右シャントがあるのでは、と考えます。とにかく心臓超音波検査を続けてみます。

　そこで、短軸像をよく見ると、大動脈と主肺動脈との間に欠損孔を認めました。大動脈肺動脈窓（AP window）でした（図10-3）。さらに、右肺動脈が上行大動脈より起始していました（図10-4）。

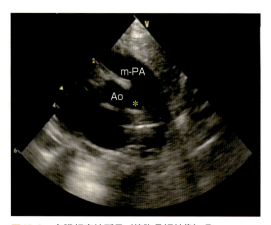

図10-3　心臓超音波所見（傍胸骨短軸像）①
Ao：大動脈、m-PA：主肺動脈、＊：AP window

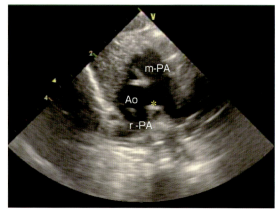

図10-4　心臓超音波所見（傍胸骨短軸像）②
Ao：大動脈、m-PA：主肺動脈、r-PA：右肺動脈、＊：AP window

確定診断　大動脈弓離断（A型）＋大動脈肺動脈窓＋右肺動脈上行大動脈起始
⇒ Berry症候群

 やはり左右シャントがありました。

心エコーは、症状などから所見を予測しつつ行うことも重要だね。

診断のポイントはここだった！

1. IAAの診断は素早くなされた。このCaseはおそらく微細な皮膚色の変化に気づき早期診断に至ったが、必ずしも誰もが早期発見できるわけではない。一般的には、全ての新生児に対し、下肢のSpO$_2$測定による先天性心疾患のスクリーニングを行うことが望ましい。

2. IAA単独では、下肢のSpO$_2$ 92％と多呼吸の説明がつかないため、心臓超音波検査を念入りに行ったところ、AP windowなどを発見できた。「一つの疾患を見つけて終了」ではなく、念入りな検査が重要であることを最認識できた。

IAAは原則VSDを伴うので、VSDがないIAAでは、AP windowなどの有無を確認すべきだね。また、AP window合併例は、通常のIAAに比べて左右シャント量が多く、早期から肺血流増多となるため、診断が重要であり、先手先手の治療が必要だよ。

その後の経過

　心臓超音波検査にて、さらに左房の拡大と軽度の僧房弁逆流（MR）も認めました。総合的に肺血流の増多があると判断し、水分制限、利尿薬投与、窒素混合低酸素換気療法を行いました。しかし、これらの内科的治療にもかかわらず、肺血流増多は進行していきました。そのため、日齢6に一期的根治術を施行しました。術後の経過は良く、日齢11に抜管、日齢35に退院となりました。

大動脈弓離断（IAA）

● 概要

IAAはCoAの極型と考えられ、大動脈弓のいずれかの部分が完全に閉鎖しているか欠損している。遠位部へは動脈管を通してのみ血流が確保され、下半身にチアノーゼ（differential cyanosis）が見られる。

● 病型分類

- A型：左鎖骨下動脈の遠位部で離断、わが国では約70％
- B型：左総頸動脈と左鎖骨下動脈の間で離断、わが国では約30％
- C型：無名動脈と左総頸動脈の間で離断、わが国ではまれ

単独例は非常にまれで、VSDを3分の2に、その他の複雑心内構造異常（大血管転位〔TGA〕、両大血管右室起始〔DORV〕、単心室など）を3分の1に合併する。また約4割に心外形態異常（中枢神経異常、腎形態異常など）を認める。

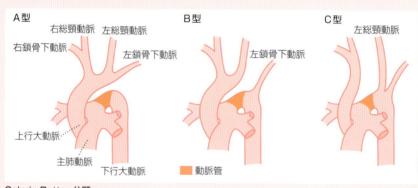

Celoria-Patton分類

 ## 大動脈肺動脈窓（AP window）

- まれな先天性心疾患で、先天性心疾患全体の0.1〜0.2％と言われる。
- Ap windowのおよそ30〜50％が、他の心内構造異常と合併し、IAAが最も頻度が高い[1]。
- AP windowは、「太く短い動脈管開存（PDA）」とも言われ、血行動態的に、PDAよりも、またVSDよりも左右シャント量が多い。そのため早期に肺血流増多に陥りやすい。

1) Murin P, et al. Aortopulmonary window associated with interrupted aortic arch: report of surgical repair of eight cases and review of literature. Thorac Cardiovasc Surg. 60 (3), 2012, 215-20.

Berry症候群

- AP window、IAA、インタクトな心室中隔（心室中隔欠損なし）、右肺動脈上行大動脈起始を合併する症候群として、Berryらが1982年に報告した。
- IAA 472例中、20例（4％）がAP windowを合併していたという報告も見られる[1]。

1) Konstantinov IE, et al ; Congenital Heart Surgeons Society. Surgical management of aortopulmonary window associated with interrupted aortic arch : a Congenital Heart Surgeons Society study. J Thorac Cardiovasc Surg. 131 (5), 2006, 1136-41.e2.

落とし穴と迷い道

ピットフォール、そしてまたピットフォール

　今回、心室中隔欠損を伴わない大動脈弓離断で、大動脈肺動脈窓（AP window）、右肺動脈上行大動脈起始を合併した例（＝Berry症候群）を発表しました。ピットフォールに陥らないようにするためには、一つの先天性心疾患を診断しただけで満足せず、他の先天性心疾患の合併がないか精査を続けることが大切です。この例の場合、大動脈弓離断であるのに心室中隔欠損がないことからAP windowという左右短絡の存在を疑うことがポイントです。また、通常の大動脈離断であれば下肢のSpO$_2$はもっと低いはずです。下肢のSpO$_2$が想定よりも高値なのが、高肺血流が原因であることに気づくこともポイントです。臨床所見と超音波所見を併せて考えながらその場で起きている矛盾を解くプロセスが重要であると思います。

　一方で、AP windowについてはもうひとつピットフォールがあります。それは、いったんAP windowに出会い診断した経験があると、その後、過剰診断が増えることです。AP windowがある部位は心臓超音波検査で血管壁が描出されず、あたかも欠損孔があるように見えることがあります。AP windowを通過する血流を確認すること、動脈管と異なり血流の向きが肺動脈の末梢側であること（肺動脈弁に向かう血流でないこと）などで判断できますが、出生直後で肺血管抵抗が高いと血流がなかなか確認できないかもしれません。超音波検査でAP windowを疑ったときには結論を急がず、繰り返し超音波検査をすることや他のドクターの目で確認してもらうことなどをお勧めします。

（担当医より）

Case 11

多様な初期症状が見られる先天性心疾患

酸素化が改善しても診断の矛盾を見逃さない！

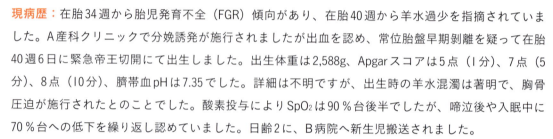

主訴と現病歴

主訴：繰り返すSpO_2の低下

現病歴：在胎34週から胎児発育不全（FGR）傾向があり、在胎40週から羊水過少を指摘されていました。A産科クリニックで分娩誘発が施行されましたが出血を認め、常位胎盤早期剥離を疑って在胎40週6日に緊急帝王切開にて出生しました。出生体重は2,588g、Apgarスコアは5点（1分）、7点（5分）、8点（10分）、臍帯血pHは7.35でした。詳細は不明ですが、出生時の羊水混濁は著明で、胸骨圧迫が施行されたとのことでした。酸素投与によりSpO_2は90％台後半でしたが、啼泣後や入眠中に70％台への低下を繰り返し認めていました。日齢2に、B病院へ新生児搬送されました。

B病院での経過

B病院入院時の所見：体重2,471g（出生時より－4.5％）、体温37.4℃、心拍数165/分、呼吸数56/分、SpO_2 80％台前半（room air）、血圧66/47（53）mmHg、皮膚色：やや蒼白、口唇チアノーゼあり、呼吸音：清、air入り良好、左右差は認めず、心音：整、雑音聴取せず、腹部：平坦、軟、肝臓1cm触知、腫瘤は触知せず、筋緊張：やや強く、易刺激性あり

啼泣や体動で容易にSpO_2 60〜70％台に低下しましたが、高濃度酸素下ではSpO_2 100％でした。SpO_2の上下肢差はありませんでした。

血算：WBC 16,880/μL、RBC 580×10^4/μL、Hb 18.6g/dL、Plt 38.0×10^4/μL

生化学：BUN 6.4mg/dL、Cre 0.64mg/dL、TP 6.5g/dL、Alb 3.8g/dL、AST 53 IU/L、ALT 19 IU/L、NH_3 67μg/dL、LDH 532 IU/L、CK 796 IU/L、CK-MB 80 IU/L、CRP 0.14mg/dL、Na 141mEq/L、K 5.5mEq/L、Cl 107mEq/L、Ca 9.0mg/dL、IgG 1,320mg/dL、IgA 3mg/dL、IgM 9mg/dL

血液ガス（静脈血）：pH 7.333、PCO_2 49.1mmHg、PO_2 23.7mmHg、HCO_3^- 22.5mmol/L、BE 0.2mmol/L、乳酸1.9mmol/L、Glu 79mg/dL、総ビリルビン 7.7mg/dL

胸部エックス線：心胸郭比（CTR）45％、肺野透過性はやや低下（図11-1）

心臓超音波検査：左室が小さい（左室拡張末期径〔LVDd〕11.4mm）、三尖弁逆流（TR）4.2m/秒、僧帽弁逆流（MR）（－）、卵円孔は右左方向、動脈管は右左方向優位（図11-2）

多様な初期症状が見られる先天性心疾患—酸素化が改善しても診断の矛盾を見逃さない！　Case 11

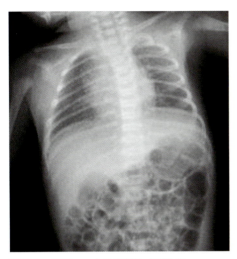

図11-1　胸部エックス線所見（日齢2）

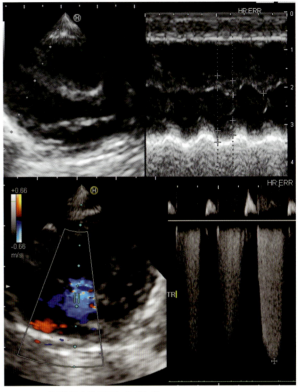

図11-2　心臓超音波所見（日齢2）

出生時の情報が不十分ですが、早剥で胸骨圧迫まで要するほどの新生児仮死だったようです。

その割に、Apgarスコアは1分値5点、5分値7点、10分値8点で、臍帯血pHは7.35ということですね。あとで詳細を直接確認しておきましょう。それはさておき、現在の児の状態はどうですか？　仮死後の経過で説明がつきますか？

CKの上昇も認めますので新生児仮死はあったとして、胸部エックス線では全体的に透過性が低下していますが、過膨張所見もなく、胎便吸引症候群（MAS）の典型像ではないように思います。

決めつけないのはいい姿勢だね。では、ほかに何が考えられますか？

動脈管が右左シャント優位なので、遷延性肺高血圧の状態ということですね。MAS＋新生児遷延性肺高血圧症（PPHN）ないしは肺炎＋PPHNでしょうか。

先天性心疾患は考えなくていいかな？

入院時のスクリーニングエコーでは明らかなanomalyは認められていないし、高濃度酸素投与にてSpO_2は100％になっていますので、少なくともチアノーゼ性の心疾患は否定的かと思います。

その後の経過

不安定な呼吸状態に対して、鎮静の上、挿管管理としました。同期式間欠的強制換気（SIMV）設定を最大吸気圧（PIP）12cmH₂O、呼気終末陽圧（PEEP）5cmH₂O、換気回数（RR）27回、吸入酸素濃度（F_iO_2）0.8とし、SpO_2は100％、動脈血液ガスpH 7.39、$PaCO_2$ 36.7mmHg、PaO_2 149mmHgを示しました。

この時点で可能性が高い疾患は？
❶ 新生児仮死
❷ 胎便吸引症候群
❸ 肺炎
❹ 新生児遷延性肺高血圧症

心臓超音波上、TRは改善し、動脈管も閉鎖しました。血圧低下に対して容量負荷を行い、昇圧薬を投与しました。日齢5には肺水腫傾向となりましたが利尿薬を投与し、日齢6に抜管しました。抜管後も酸素はoffできずに経過し、徐々に肺水腫が増強しました。

胸部エックス線：図II-3

多様な初期症状が見られる先天性心疾患—酸素化が改善しても診断の矛盾を見逃さない！　Case⓫

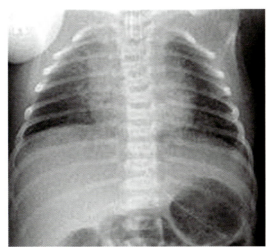

図11-3　抜管後の胸部エックス線所見

換気状態は改善し、抜管もでき、PPHN所見も改善しました。症状に変化が見られます。どのように考えますか？

抜管できたのに酸素がやめられず、エックス線上、wet lungになっています。心原性ということでしょうか……。high flowになるような心疾患はなかったはずですが……。心筋炎！？

改めて、じっくりと心エコーをしてみましょう。

心臓超音波検査：卵円孔は右左方向、左房の裏に見慣れぬ腔（図11-4）

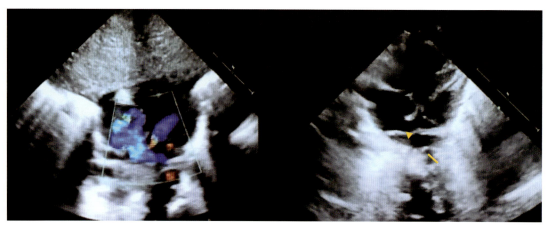

図Ⅱ-4　抜管後の心臓超音波所見

確定診断　総肺静脈還流異常（下心臓型：Ⅲ型）

肺静脈狭窄による急激なSpO₂の低下が見られたため、C病院に搬送して同日、緊急手術を行いました。

診断のポイントはここだった！

1. 高濃度酸素下にて、SpO₂ 100％、PaO₂ 149mmHgと酸素化が良値を示したことで、総肺静脈還流異常（TAPVC）を疑う気持ちが薄らいでいた。

2. PPHNと診断しても、肺うっ血傾向が見られることに矛盾を感じながらも、診断を見直すことを怠った。

3. SpO₂ 100％、PaO₂ > 100mmHgであっても、TAPVC Ⅲ型は否定できない。

落とし穴と迷い道

SpO₂ 100％に惑わされるな！

　総肺静脈還流異常（TAPVC）はすべての肺静脈が左房に還れず、上大静脈、門脈、右房などの体静脈に還流している先天性心疾患です。多くの場合は生後早期よりチアノーゼ、心不全を来します。

　本Caseは、おそらくは仮死による新生児遷延性肺高血圧があり、まずは酸素化の改善を目的に、挿管管理、鎮静などで循環を保つ治療を行いました。治療に反応して三尖弁逆流も改善し、動脈管の閉鎖も認め、酸素化も改善してきたことから、診断に間違いはないと思い込もうとしていたのかもしれません。TAPVCの疑いがなかったわけではなく、繰り返しエコー検査を行っていましたが、確証が持てませんでした。何より、酸素を使用すれば一時的にも酸素化が100％を示したこと、PaO₂＞100mmHgをみたことから、そんなはずはないと思ってしまいました。しかし、エコーをするたびに異様に小さい左室に違和感があり、徐々に進行する肺うっ血の状態にも疑問を持っていました。

　酸素化に惑わされてはいけないということ、病態は複合的なものである可能性があることを常に念頭に置き、いつでも診断を見直す姿勢を大事にしなければと思いました。

（担当医より）

Case 12

心雑音がなく体重増加良好な啼泣時チアノーゼ
―― 先天性心疾患も必ず疑う！

主訴と現病歴

主訴：生後3カ月の啼泣時のチアノーゼ

現病歴：母体はA病院産科で妊婦健診を受けていました．妊娠経過に異常はありませんでした．在胎41週4日の分娩誘発中にnon-reassuring fetal statusを認めたため，緊急帝王切開にて出生しました．出生体重は3,198g，Apgarスコアは8点（1分），9点（5分），10点（10分）でした．日齢0，日齢1，日齢5にA病院の小児科医の診察を受けましたが特記すべき所見を認めなかったため，退院しました．1カ月健診もA病院小児科にて行われました．児は母乳栄養のみで，1日の体重増加は40gと良好でした．そのほか特記すべき所見はありませんでした．

　生後2カ月時，啼泣時のチアノーゼを主訴にA病院救急外来を受診しましたが，憤怒痙攣として帰宅していました．その10日後，下痢を認め近医を受診しましたが，整腸薬の処方で帰宅しています．さらにその8日後，下痢が続くため近医を再度受診しました．体重測定時に啼泣し，チアノーゼを認めたこと，さらに陥没呼吸などの呼吸障害を認めたため，A病院救急外来に紹介されました．網状チアノーゼおよび陥没呼吸を認めたため，ただちに気管挿管の上，人工呼吸管理を開始し，ICUへ入室となりました．

この時点で可能性が高い疾患は？
1. 呼吸器系の感染症
2. 憤怒痙攣
3. 先天性心疾患
4. その他

救急外来受診後の経過

胸部エックス線：図12-1

心雑音がなく体重増加良好な啼泣時チアノーゼ――先天性心疾患も必ず疑う！ Case⑫

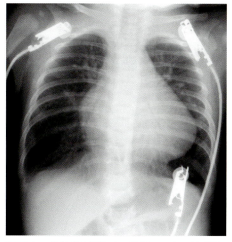

図12-1　救急外来受診時の胸部エックス線所見

このエックス線を見て、何を考える？

まず、肺気腫を認めます。RSウイルス感染に伴う細気管支炎や下気道の狭窄、高肺血流性先天性心疾患などを考えます。次に、心拡大も認めます。心臓の動きが悪くなる疾患、例えば心筋炎、拡張型心筋症、左冠動脈肺動脈起始症など、あるいは高肺血流性先天性心疾患を考えます。

そうだね。適切な人工呼吸管理を続けつつ、診察と検査を行っていこう。

RSウイルス迅速検査：陰性、心雑音は聴取されず。

RSウイルス感染症ではなさそうです。心雑音もしませんので、左右シャントの先天性心疾患も否定的だと考えます。下気道の狭窄音も聴取できません。

73

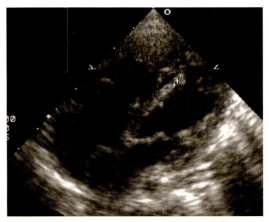

図12-2　心臓超音波所見（傍胸骨四腔断面）

そうですか。次に心エコー検査を行ってみよう。

心臓超音波検査：心室中隔欠損（VSD）（傍胸骨四腔断面）（図12-2）

その後の経過

人工呼吸管理は、吸入酸素濃度（F_IO_2）を低めにして行われました。エナラプリル、利尿薬の投与を開始しました。

心臓カテーテル検査：入院3日目に実施（図12-3）。肺体血流比（Qp/Qs）＝3.60、肺体血圧比（Pp/Ps）＝0.98、肺血管抵抗（Rp）＝3.7

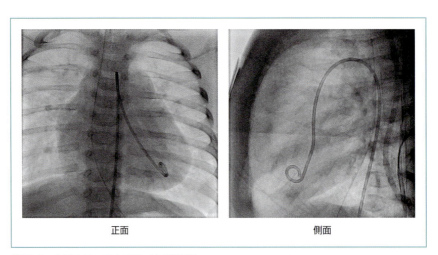

図12-3　心臓カテーテル検査（左室造影）

確定診断　筋性部心室中隔欠損＋肺高血圧症

　翌日に、肺動脈絞扼術を施行しました。術後経過は良好でしたが、術後も肺高血圧発作様のチアノーゼ発作を認めるため、シルデナフィルの内服を開始して退院しました。

診断のポイントはここだった！

1. 心雑音のない先天性心疾患が存在する。
2. むしろ心雑音のない心疾患に重症なものがある（総肺静脈還流異常〔TAPVC〕、大血管転位〔TGA〕などが有名）。
3. VSDのような、本来心雑音を聴取するはずの心疾患でも、状態によっては心雑音を聴取しないことがある。
4. 乳児期早期の胸部エックス線で肺気腫を認めた場合、高肺血流性の先天性心疾患を鑑別に挙げる必要がある。

落とし穴と迷い道

たかがVSD、されどVSD

　先天性心疾患の中で最も多い疾患が心室中隔欠損（VSD）であると報告されている[1]。近年の心臓手術医療の進歩に伴い、VSDの生存率は非常に高くなっている[2]。病態は心室中隔に欠損があり、左右短絡が生じるという、非常に単純なものであるが、その大きさ、場所、基礎疾患によって診断、治療、管理上の注意点は非常にバラエティに富んだものとなる。診断については、典型的な症例では心雑音を聴取し見逃すことは少ないが、肺高血圧が遷延したり、重症であったりすると本Caseのように心雑音が消失し、さらに左右シャント疾患に分類される疾患群にもかかわらずチアノーゼを来すことがある。治療においても、一期的根治術が可能な疾患群であるが、基礎疾患によっては姑息術である肺動脈絞扼術を行う必要がある。

　本Caseでは、筋性部の心室中隔欠損であり、体重増加を図ってから根治術を行う治療方針となった。しかし、肺動脈絞扼術後も肺高血圧は残存し、肺血管拡張薬の内服を行う必要が生じている。このように肺高血圧を解除する時期や基礎疾患によっては肺高血圧の残存も考慮しつつ治療を行わなければならない。最近はVSDの外科治療が早くなってきており、本Caseのような肺気腫を伴うことは少ない。このため、VSDで本Caseのような胸部エックス線画像は出会うことは少なくなっている。これらの合併症以外にも、VSDは大動脈弁の逸脱、逆流の原因となったり、細菌性心内膜炎の原因となったりと、多様な合併症を発症する。本Caseを経験し、改めてVSDは奥の深い病気であると感じた。

1) 松岡瑠美子ほか．先天性心血管疾患の疫学調査：1990年4月-1999年7月，2,654家系の報告．日本小児循環器学会雑誌．19（6），2003，606-21．
2) Jortveit J, et al. Mortality and complications in 3495 children with isolated ventricular septal defects. Arch Dis Child. 101（9），2016，808-13．

（担当医より）

Case ⑬

NOが無効な肺高血圧

―― TTTS受血児に見られる特徴は？

主訴と現病歴

主訴：体動に伴うSpO$_2$の変動

現病歴：母体は25歳で、自然妊娠で成立した一絨毛膜二羊膜（MD）双胎でした。双胎間輸血症候群（TTTS）stage IVのため、在胎17週5日に胎児鏡下胎盤吻合血管レーザー凝固術（FLP）を施行されています。FLP前は受血児（本児）に腹水貯留、心不全を認めましたが、改善傾向にありました。切迫早産に対する入院加療中に羊水過少、胎児徐脈を認めたため、在胎26週1日に緊急帝王切開にて出生しました。女児、出生体重714g、Apgarスコア1点（1分）、5点（5分）、8点（10分）でした。出生後、自発呼吸は認められませんでした。マスクバギングを開始し、生後7分で気管挿管を行い、肺サーファクタント2/3バイアル投与の上、NICU入院となりました。その後、一般的な超低出生体重児の急性期管理を開始しました。

　生後約24時間で酸素化不良を来し、主に体動に伴ってSpO$_2$が繰り返し90%前後に低下するようになりました。そのときの人工呼吸器条件は、同期式間欠的強制換気（SIMV）で最大吸気圧（PIP）24cmH$_2$O、呼気終末陽圧（PEEP）6cmH$_2$O、換気回数（RR）60回、吸気時間（Ti）0.35秒、吸入酸素濃度（F$_I$O$_2$）0.4でした。心拍数は130/分台、血圧は38/23mmHgで、全身に軽度の浮腫を認めました。胸郭挙上に異常はなく、エア入りに左右差はありませんでした。胸骨左縁第2肋間にLevine分類II度/VI度の収縮期雑音を認めました。

血液ガス（動脈血）：pH 7.266、PO$_2$ 54.0mmHg、PCO$_2$ 53.2mmHg、HCO$_3$⁻ 24.2mmol/L、BE−3.0mmol/L

この酸素化不良の原因として、何を考える？

 肺サーファクタントの欠乏、無気肺などを考えます。体動によって変動しますので、気管チューブの位置や肺高血圧の有無も気になります。心雑音がありますので、動脈管開存（PDA）による影響もあるのかもしれません。

それでは各検査を進めてみよう。

胸部エックス線：心胸郭比（CTR）55％、肺野の広がりに問題なし、無気肺なし、気管チューブの位置異常なし（図13-1）

心臓超音波検査：著明な三尖弁逆流（TR）4.0m/秒、動脈管は両方向性、卵円孔に明らかな右左シャントなし、心室中隔は収縮末期で左室側に凸（短軸像）（図13-2）

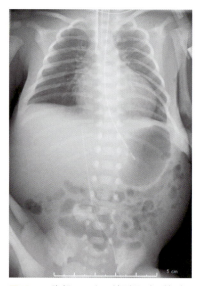

図13-1　胸部エックス線所見（日齢1）

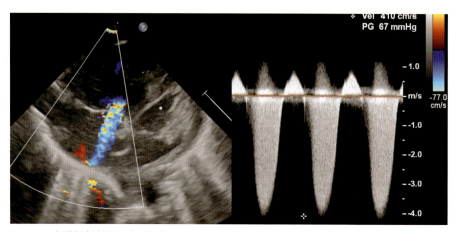

図13-2　心臓超音波所見（日齢1）

この時点で可能性が高い病態は？	❶ 呼吸窮迫症候群が治りきっていない ❷ 肺高血圧に伴う酸素化不良 ❸ チアノーゼ性先天性心疾患 ❹ その他

その後の経過

　TRが著明なこと、心室中隔の形より、肺サーファクタント不足に伴う新生児遷延性肺高血圧症（PPHN）と考え、肺サーファクタントの追加投与、一酸化窒素（NO）吸入療法、ステロイド投与、高頻度振動換気（HFO）への変更を行いました。また、ニトログリセリンも投与しました。生後48時間にはFiO₂は0.3以下になりましたが、生後72時間の心臓超音波検査でも、著明なTRは不変でした。

ここまでの経過を見て、何か考えることはあるかな？

まず、TRが強い割に、卵円孔と動脈管を介した右左シャントがさほど多くなく、FiO₂も0.4程度であり、違和感を覚えました。また、NO吸入療法などを開始してFiO₂は下げられましたが、TRの程度は全く変わりませんでした。

確かにその点は気になるね。もう一度しっかりと病態を考えてみよう

この時点で可能性が高い病態は？	❶ 三尖弁の異常（Ebstein病など） ❷ 一酸化窒素に反応しない肺高血圧（新生児遷延性肺高血圧症） ❸ 右室の心筋の問題 ❹ その他

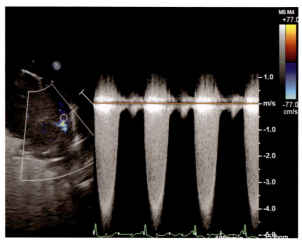

図13-3　心臓超音波所見（日齢3）

ここで再度、心臓超音波検査を行いました（図13-3）。
- 明らかな三尖弁の形成異常はなし。
- TRは変わらず4.0m/秒、体血圧は47/24（33）mmHg、動脈管は左右シャントのみ。
- 明らかな心収縮不良や、右心系の拡大はなし。
- 主肺動脈の血流が4m/秒以上と速く、肺動脈弁のドーミングを認める。

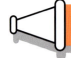

| 確定診断 | 先天性肺動脈弁狭窄 |

診断のポイントはここだった！

1. 生後24時間に酸素化不良と高度なTRの所見のみで、PPHNとしてNO吸入療法などの治療を開始してしまった。しかし、TR以外のPHを示唆する所見が十分ではなく、もう少し丹念な超音波による評価を行うべきであった。

2. 当初の酸素化不良の原因として、肺動脈弁狭窄（PS）が直接的な原因ではなく、ステロイド不足による肺浮腫などの可能性が考えられた。

問題点と方針

①肺血流は動脈管に依存しているか？
　インドメタシン治療により動脈管が狭小化しても、酸素化不良はなかった。
　→依存していないと判断できる。
　症候化を反復したため、日齢43に動脈管結紮術が行われました。

②PSの治療適応はあるか？
　圧較差60mmHgの重症域であり、また異形成弁の疑いがあり、自然改善が期待できないということで、日齢107に経皮的肺動脈弁形成術が施行されました。

TTTS受血児と肺動脈弁狭窄

- FLP後のTTTS受血児におけるPSの発症頻度は5〜8％と言われる[1]。
- TTTS受血児においては、胎生初期より容量負荷が持続することにより、PSを生じるという機序が推定されている[2]。
- TTTS受血児におけるPS、TRなどの右心系の合併症は、stage IVなどの重症TTTSのみに発症するとは限らない[3]。

1) Herberg U, et al. Intertwin cardiac status at 10-year follow-up after intrauterine laser coagulation therapy of severe twin-twin transfusion syndrome: comparison of donor, recipient and normal values. Arch Dis Child Fetal Neonatal Ed. 99 (5), 2014, F380-5.
2) 瀬口正史ほか. 極低出生体重児に合併した重症肺動脈弁狭窄症に対する経皮的バルーン弁形成術. 日本小児循環器学会雑誌. 12 (1), 1996, 63-7.
3) 村田晋ほか. 胎児鏡下レーザー凝固術を行った双胎間輸血症候群の受血児における右心合併症について. 日本周産期・新生児医学会雑誌. 52 (2), 2016, 749.

落とし穴と迷い道

エコー所見からの病態の推測

　MD双胎では、胎児期に互いに血液のやりとりが行われることを背景に、さまざまな合併症が起こり得る。今回のCaseでは、双胎間輸血症候群（TTTS）に対する治療後で、羊水量、体重、生後のヘモグロビン値に差はなかった。それでも、生後にTTTS様の血行動態を呈する可能性を懸念し、多尿、血圧の急激な低下に注意して観察していた。

　急性期に、酸素化不良の進行や高度三尖弁逆流（TR）から肺高血圧と即断してしまったが、一酸化窒素（NO）への不応性、動脈管フローが肺高血圧に矛盾する所見であったことから、スクリーニングエコーを見直すことで診断にたどりついた。また、出生直後から収縮期雑音を聴取したことも、肺動脈弁狭窄のヒントとなる所見であった。

　TRが高度＝肺血管抵抗が高い、ではなく、右室圧が高いことを示す所見である。肺血管抵抗の高さだけでなく、弁を含めた流出路の通過障害の病態を鑑別に挙げる必要がある。所見から病態を推定すること、児の状態から起こり得る病態を予測しながら管理することの大切さを実感した。超低出生体重児の急性期管理では、minimal handlingも重要であり、1回のエコーに時間をかけることができないのも事実である。診断に確信が持てない場合は、病態を考察した上で、必要と思われる所見を繰り返し意識して見にいき評価することを心がけるようにしている。

（担当医より）

Case 14

呼吸障害と心不全

原因不明の心拡大を認めたときは？

主訴と現病歴

主訴：呼吸障害

現病歴：在胎41週1日に陣痛が発来し、児頭骨盤不均衡、non-reassuring fetal status のため、A病院産科で緊急帝王切開にて出生しました。男児、出生体重は3,294g、Apgar スコアは5点（1分）、7点（5分）でした。臍帯巻絡、羊水混濁が見られました。また、呼吸障害を認めたため、A病院NICUに入院しました。

A病院NICU入院時の所見

陥没呼吸、多呼吸が見られました。心雑音も認めました。

血液ガス（静脈血）：pH 7.24、PCO_2 58.0mmHg、HCO_3^- 24.9mmol/L、BE−3mmol/L

胸部エックス線：図14-1

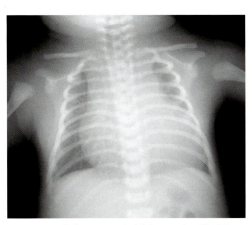

図14-1　A病院NICU入院時胸部エックス線所見

新生児仮死であり、羊水混濁および呼吸障害を認めたため、胎便吸引症候群（MAS）が疑われました。酸素投与でSpO_2は改善したため、持続的気道陽圧（CPAP）＋酸素投与にて呼吸管理を開始しました。

頭部超音波検査：透明中隔の拡大
心臓超音波検査：径4mmの心室中隔欠損（VSD）

ここまでの経過で何を考える？

MASでよいと思います。VSDを合併しています。酸素を投与しすぎないようにして、今の管理を続けるとよいと思います。

胸部エックス線で心拡大を認めるね。

生後2時間ですので、VSDによるものではないと思いますが……。

その後の経過

　日齢2に呼吸状態がいったん改善したため、CPAPから離脱できました。しかし、日齢4に呼吸状態が再び悪化しました。また、ルチーンの頭部超音波検査で両側の側脳室拡大を認めました。呼吸状態が不安定となり、気管挿管を要しました。呼吸状態の管理および精査を目的に、B病院NICUへ新生児搬送されました。

B病院入院時の所見

　血圧71/51mmHg、心拍数180/分、SpO_2は上下肢とも96％（人工呼吸器条件 調節換気（CMV）：最大吸気圧（PIP）15cmH_2O、呼気終末陽圧（PEEP）5cmH_2O、換気回数（RR）30回、吸入酸素濃度（FiO_2）0.21）、大泉門：平坦
　胸部では、呼吸音：清、心音：整、Levine分類Ⅱ度/Ⅵ度の収縮期雑音を聴取しました。また心尖拍動が著明でした。腹部は平坦で軟、肝臓を6cm触知しました。末梢冷感を認めました。
血液ガス（静脈血）：pH 7.264、PCO_2 44.3mmHg、HCO_3^- 19.4mmol/L、BE－6.9mmol/L、乳酸7.9mmol/L
血算：WBC 12,150/μL、Hb 13.0g/dL、Plt 6,700/μL

凝固：PT 32.6秒、APTT 63.1秒、Fib 43 mg/dL、Dダイマー4.46μg/mL

生化学：AST 383 IU/L、ALT 96 IU/L、BUN 11mg/dL、Cr 1.02mg/dL、CRP 0.1mg/dL、NT-pro BNP 148,000pg/mL

胸部エックス線：図14-2

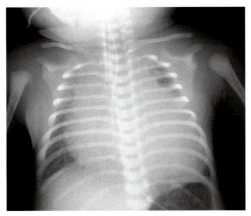

図14-2　B病院入院時胸部エックス線所見（日齢4）

出生時よりさらに心拡大が進行しています。心不全があり、血小板や凝固系の異常もあります。

それらの原因は何だろう？

VSDは径4mmとあまり大きくないと聞いていますが……。

引き続き検査を進めてみよう。

心臓超音波検査：三尖弁逆流（TR）4.5m/秒で圧較差82mmHg（図14-3）、VSDは右左シャントで径4.3mm（図14-4）、肺高血圧、下行大動脈の拡張期血流の逆流あり（図14-5）、動脈管はほぼ閉鎖

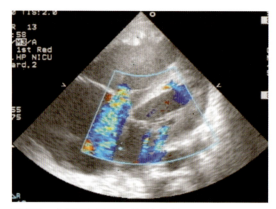

図14-3　心臓超音波所見（日齢4）①

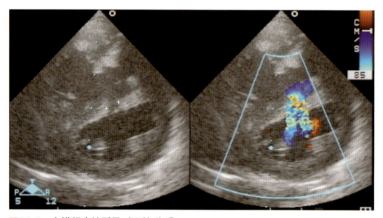

図14-4　心臓超音波所見（日齢4）②

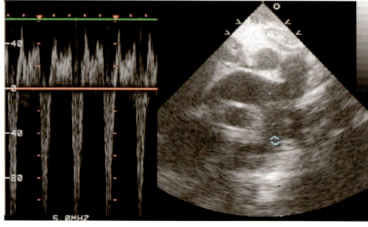

図14-5　心臓超音波所見（日齢4）③

酸素も不要で、SpO₂ の上下肢差もないのですが、エコー所見と合いません。

そうだね。原因不明の心不全を認めたときは……。

頭部と肝臓の精査です！

　頭部超音波検査を行ったところ、ガレン大静脈の著明な拡張を認めました（図14-6）。また、改めて診察したところ、頭部血管の雑音を聴取しました。

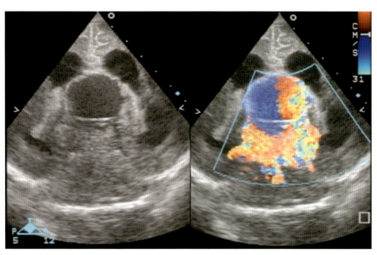

図14-6　頭部超音波所見（日齢4）

確定診断　ガレン大静脈瘤＋静脈瘤を介したシャント血流による肺高血圧症＋高心拍出性心不全

日齢5にガレン大静脈瘤の治療目的に、C病院へ転院しました。翌日に治療が行われ、その後徐々に肺高血圧は改善していきました。

 診断のポイントはここだった！

1. 日齢0の時点で、MAS＋VSDと考えてしまい、心拡大およびその他の身体所見の取り方が不十分であった。
2. 原因不明の心不全を認めたとき、動静脈シャント疾患も念頭に置いて、全身の検索を行う。

 頭部血管の異常

　ガレン大静脈瘤、脳動静脈瘻、硬膜動静脈瘻という、頭蓋内動静脈シャントを伴う疾患の場合、特に胎児期から新生児期にかけては、循環障害（心不全、呼吸不全、肝不全、腎不全など）の症状が出ることが多い。下記の病態図のような理由により、それぞれ症状を呈する。肺高血圧が生じ、PPHNと間違われることもある。

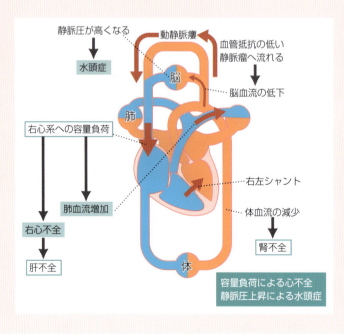

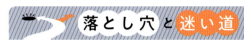

PPHNでは頭の聴診も忘れずに

　脳動静脈瘻に伴う肺高血圧は、一般的なPPHNとは病態が異なり、根本治療はシャント血流の遮断です。珍しい疾患であり、そう出会うことはありませんが、疑わなければ診断が付かず、診断が遅れれば治療不可能なほど全身状態が悪化してしまうことがあるため、とても怖いと感じました。治療可能な施設も限られており、状態の悪い児を搬送するときも怖い思いをします。早く診断ができれば赤ちゃんも何度も運ばれずに済んだはずです。

　PPHNを見たときには、他に鑑別しなければいけない疾患もあり、超音波検査はもちろん重要ですが、頭部や腹部の聴診も忘れずに行うようにしています。

（担当医より）

Case 15

急な心雑音

―― エコーだけでなく聴診も必ず行う！

主訴と現病歴

主訴：急に聴取された心雑音

現病歴：母体は妊娠初期からA産科クリニックにて妊婦健診を受けていました。経過中に異常を指摘されたことは特にありませんでした。在胎27週6日に、重症妊娠高血圧症候群（HDP）のため、B病院産科へ母体搬送され、即日緊急帝王切開となりました。出生体重845gの女児で、Apgarスコアは5点（1分）、6点（5分）でした。児に呼吸窮迫症候群（RDS）を認めたため、気管挿管ならびに肺サーファクタント投与が行われ、NICUに入院しました。

NICU入院後の経過

CO_2の貯留により、日齢3に呼吸器モードを高頻度振動換気（HFO）に変更しました。循環は落ち着いており、出生後から右上肢のAラインでの平均血圧は常に30〜35mmHgありました。カテコラミンやステロイドは不要でした。インドメタシンを3回投与し、日齢4に動脈管の閉鎖を確認しました。栄養も順調で、日齢10には経腸栄養でWQ100を超えました。日齢19（受胎後30週3日）でHFOから間欠的強制換気（IMV）に再度変更した際、前胸部でLevine分類Ⅱ度/Ⅵ度の連続性雑音を聴取しました。血圧は非観血式で75/47mmHg（上肢）でした。

胸部エックス線：心胸郭比（CTR）54％（図15-1）

心臓超音波検査：左室短軸で、左室拡張末期径（LVDd）12.9mm（104％）、左室駆出率（LVEF）76％、左室後壁径（LVPWd）2.7mm（150％）、心室中隔（IVS）3.4mmで、僧帽弁逆流（MR）Ⅰ度あり（図15-2）

急な心雑音—エコーだけでなく聴診も必ず行う！ Case 15

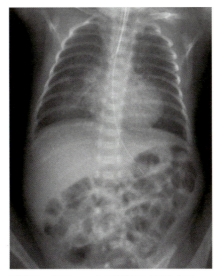

図15-1　胸部エックス線所見（日齢19）

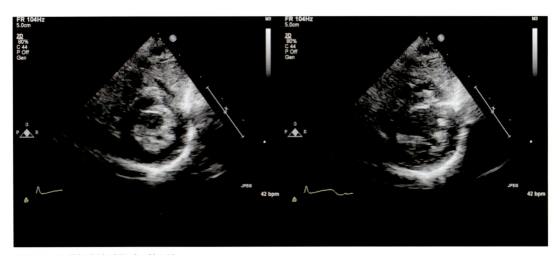

図15-2　心臓超音波所見（日齢19）

この時点で可能性が高い疾患は？

❶ 動脈管再開通
❷ 大動脈縮窄
❸ 大動脈弁狭窄
❹ 肥大型心筋症
❺ 心外シャント疾患

これまでの経過からすると、急に心雑音が聴取されていますので、動脈管の再開通を一番に考えます。心筋が厚いのは気になる所見です。心不全はなさそうなのですが、頭や肝臓などの聴診もしっかりと行いたいです。いずれにしても、心エコーを続けたいです。

頭や肝臓の聴診も大切だね。もう一つ重要な所見としては、修正30週にしては血圧が高いよね。

確かにそうですね……。

それではまず、心エコーを続けてみよう。

心臓超音波検査： 大動脈弓峡部は1.34mm、腹部大動脈の血流はCoAパターン、動脈管は閉鎖（図15-3）

改めて血圧を測ると、上肢75/47mmHg、下肢52/26mmHgと、著しい上下肢差を認めました。

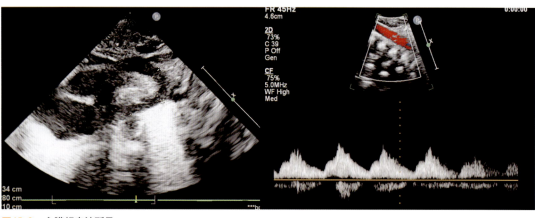

図15-3 心臓超音波所見

確定診断　単純型大動脈縮窄

　心筋肥厚、MRを認めるため、早期に心収縮力の低下を来す可能性があります。しかし在胎30週、体重991gであり、体重増加を図りつつ循環を総合的に慎重に評価しながら介入時期を考慮することとしました。

その後の経過

　幸い、左室心筋の肥厚やEFの低下はあまり進行しませんでした。

造影CT（術前）：図15-4

心臓超音波検査（術前）：大動脈縮窄（CoA）最峡部1.2mm、血流伝播速度（Vp）3.7m/秒、圧較差（PG）45mmHg、LVPWd 3.7mm（148％）、LVDd 20.0mm（133％）、EF 56％、MR（−）、腹部大動脈血流は拡張期順行で、CoAパターン

　術前の血圧は、上肢が121/70mmHg、下肢が67/45mmHgと、上肢の著明な上昇を認めましたが、神経学的異常所見などは見られませんでした。

　日齢83（受胎後39週5日）に根治術を施行しました。術後の経過も良く、日齢132（修正45週）、体重3kgで退院となりました。

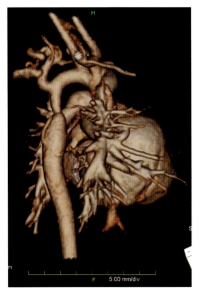

図15-4　術前造影CT所見

診断のポイントはここだった！

1. 日齢3にHFOに変更した後、心雑音の聴診を行っていなかった。
2. 血圧が比較的高めであったので、もっと早く疑えたかもしれない。
3. インドメタシンで動脈管を閉鎖させていたので、動脈管に依存しない程度の縮窄であったことが幸いであった。

この症例の最大の反省点としては、HFOにしている間、心音の聴診を行っていなかったことだね。

その通りです。入院時のスクリーニングエコーで、大動脈縮窄はなかったように見えたので、それで安心してしまいました。今回比較的mildな縮窄でしたので、症状が明らかに出なかったこともあります。ただし、血圧が成熟児並みでしたので、その時点でも疑うべきでした。また、インドメタシンで動脈管を閉鎖させたのも、もっと縮窄が重症であれば、危険なところでした。

そうだね。それでは反省点と教訓をまとめてみよう。

反省と教訓

1. 比較的軽度な単純型大動脈縮窄は症状が明らかでないため、見逃される可能性がある。
2. 上肢の血圧が高めで推移していたことから、もっと早く疑えたかもしれない。
3. HFOでも必ず心音を確認するべきだと痛感した。
4. 最初のスクリーニングエコー結果だけで安心せずに、動脈管閉鎖後にも大動脈弓の形態をしっかりと確認すべきである。

大動脈縮窄

- 全先天性心疾患の8〜10％を占め、男女比は2：1である。新生児期に発症するタイプでは、下行大動脈の血流は動脈管を介した右左シャントで維持されており、動脈管が縮小することで、重篤な循環不全に陥る。
- 今回のようなCaseは合併心疾患もなく、下行大動脈の血流は上行大動脈を経由した血流で維持されており、単純型と言われる。

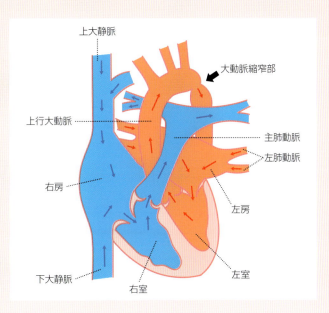

大動脈縮窄複合（CoA complex）

- 本症（CoA complex）は、単純型に対して、CoAのほかに心室中隔欠損（VSD）、完全大血管転位（TGA）など心室大血管位の形態異常を伴った場合に用いられる。しばしば大動脈弁下狭窄を伴い、正常大血管関係では漏斗部中隔の後方偏位、TGAの場合は漏斗部中隔の前方偏位による。
- 大動脈弁下狭窄による抵抗によって左室からの動脈血の駆出が抑えられ、主に両上肢と頭部に還流し、下行大動脈へは右室内での混合動静脈血が肺動脈から動脈管を経て駆出される。そのため、下半身のみにチアノーゼ（differential cyanosis）が見られる。

落とし穴と迷い道

HFOでも聴診を

　HFOからIMVに変更してすぐ、看護師から「先生、心雑音があります」と言われ、「動脈管、再開通しちゃったかー。でも、本人の様子からすると症候性ではないだろうな」と思い聴診すると、予想よりもずっと大きな心雑音を聴取した。エコーを行うと、なんと大動脈縮窄（CoA）。出生後数日間留置した右手のAラインの血圧をみて、「超低出生体重児なのに、ちゃんと血圧保ててえらいねー」とのんきなことを言っていたが、上肢の血圧が高めだったのにも合点がいった。

　ちゃんと聴診していれば、もう少し頻回にエコーしておけば、と後悔もしたが、はじめからCoAの診断がついていたら、PGE_1を使う使わない、切るタイミングなどに悩んでいただろう。high flowを懸念したり、PGE_1の長期使用による副作用に悩まされていたかもしれない、と考えると、悪いことばかりではなかったようにも思う。結果的には2kgを超えるまでがんばってくれ、無事、手術にこぎつけたのだから。早期に診断がついていても、PGE_1を使わず、同じ経過になった可能性もある。

　とはいえ、一歩間違えば赤ちゃんがショックに陥る可能性もある疾患を見落としていたのは、恥ずかしかったし、大いに反省した。いつの間にか、点滴の組成を考えたり、呼吸器設定を調節したりすることが仕事のメインになっていて、診察をおざなりにしていた自分に気づかされた。丁寧な診察が重要であることを痛感し、以降、HFOであっても、短時間でもIMVに変更もしくはバギングで聴診をすることを心がけている。

（担当医より）

Case 16

原因不明の心拡大と酸素化不良

生後早期の著明な心拡大には何かあるはず！

主訴と現病歴

主訴：原因不明の心拡大と酸素化不良

現病歴：母体はA産科クリニックで妊婦健診を受けていました。在胎26週頃から胎児発育不全（FGR）を指摘されていました。胎児超音波検査では臍帯動静脈血流や羊水量は問題ありませんでした。在胎38週6日に破水しました。variabilityが乏しく、non-reassuring fetal status（NRFS）となったため、緊急帝王切開を行いました。出生体重2,052gの男児で、新生児仮死はありませんでした。低出生体重児であり、多発形態異常（後述）が認められたため、B病院NICUへ搬送されました。

B病院入院時所見

大泉門開大、特異顔貌（前額突出、眼間開離、耳介低位、小顎症）を認めました。60/分以上の多呼吸が見られました。心雑音はなく、その他の所見としては尿道下裂を認めました。

胸部エックス線：肺野はclear、心胸郭比（CTR）63％（心拡大）（図16-1）

心臓超音波検査：わずかな三尖弁逆流（TR）、動脈管は両方向シャント

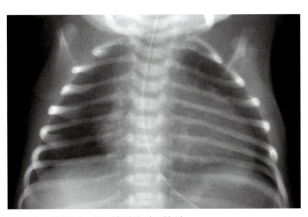

図16-1　胸部エックス線所見（日齢0）

多呼吸などは、NRFSの影響でしょうか？

その可能性もあるね。

その後の経過

心臓超音波検査：TRの増強、流速は3〜4m/秒

　多呼吸は数日遷延し、SpO_2は95〜96％で推移しました。多呼吸ならびにSpO_2が少し低めであること、原因検索のため、日齢6に耳鼻科医が往診しましたが、喉頭軟化症などの異常所見はありませんでした。しかし日齢8になっても多呼吸は持続し、胸部エックス線ではCTR 65％でTRも3m/秒と残存していたため、nasal CPAPによる管理を開始しました。SpO_2は99〜100％に上昇しましたが、多呼吸は続き、TRも3〜4m/秒で経過しました。

多呼吸とTRの残存について、何を考える？

まず心エコーでは三尖弁を含め心内構造異常はありませんし、肺野もきれいで換気も酸素化も良いため、肺の病気は考えにくいです。頭部や腹部も聴診してみたのですが、雑音は聴取されませんでした。小顎による閉塞性や、原疾患に伴う中枢性の疾患があるのかもしれません。

引き続き精査を進めよう。

　ところが、日齢9には無呼吸や痙攣も起こり、状態は一向に改善しませんでした。
胸部エックス線（日齢25）：CTR 68％まで心拡大が進行（図16-2）
心臓超音波検査（日齢25）：TRは3〜4m/秒
胸部CT検査（日齢26）：単純CTでは肺野に異常構造を認めず、肺血管影の増強あり（図16-3）。造影CTでは左下葉S10領域へ下行大動脈からの分枝動脈を認める。最大径は5.5mm（図16-4）

Case 16

原因不明の心拡大と酸素化不良—生後早期の著明な心拡大には何かあるはず！

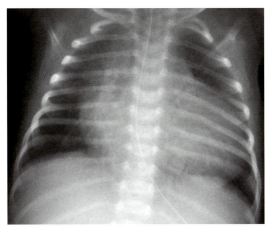

図16-2　胸部エックス線所見（日齢25）

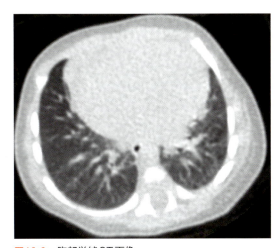

図16-3　胸部単純CT画像

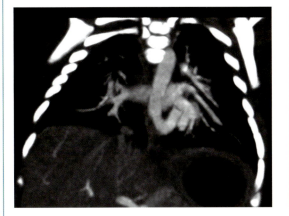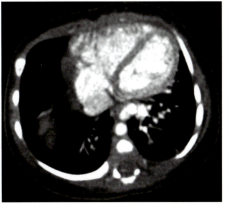

図16-4　胸部造影CT画像

確定診断 肺底動脈体動脈起始症

　肺底動脈体動脈起始症によって肺血流が増え、心拡大および多呼吸、TRを呈したと考えられました。日齢46に根治術が行われました（図16-5）。根治術後、多呼吸およびTRは速やかに改善しました。

胸部エックス線：根治術前後の比較（図16-6）

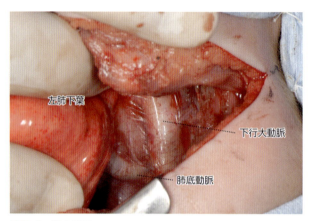

図16-5　術中所見

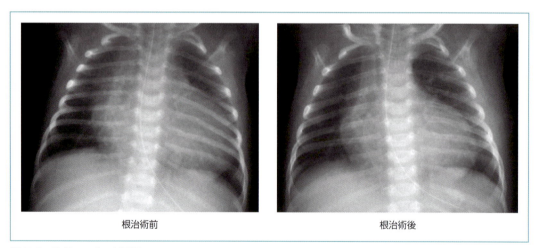

図16-6　胸部エックス線所見

診断のポイントはここだった！

1. 小顎などの形態異常があることから、上気道についての精査は早く行われ、否定された。
2. 頭部や腹部の聴診も行い、頭部や肝臓の動静脈シャントは否定的となったが、それ以上の精査に少し時間を要した。

肺底動脈体動脈起始症

　正常な気管支肺構造を有する肺底区が体動脈より血液供給を受ける疾患であり、肺葉内肺分画症とは別の疾患と考えられている。

● **頻度**

2011年の報告では、その時点でわが国39例目とされている[1]。

● **分布**

0〜70歳（平均20歳台後半）に見られ、男女比：2：1である。

● **発見動機**

　血痰、喀血（40％）、血管雑音（40％）、胸部異常陰影（25〜40％）、咳嗽、発熱を契機に発見される。

● **発生部位**

左：右＝4：1である。

● **診断**

肺底区に流入する異常血管を描出することで診断する。

● **治療**

異常動脈の切離、異常血管還流領域肺切除を行う。

1) 江崎紀浩ほか. 肺底動脈大動脈起始症が高齢(69歳)で発見された1例と本邦症例のまとめ. 日本呼吸器学会雑誌. 49 (7), 2011, 528-33.

落とし穴と迷い道

心臓へ容量負荷をかける異常血管の検索を大切に

　このCaseの診断に至るまでの反省点は、心拡大があるにもかかわらず容量負荷のかかるシャント疾患を念頭に置かなかったことである。出生直後から胸部エックス線上、心拡大があったが心内の構造異常がないことを確認しただけで異常血管の流入を鑑別に挙げることができなかった。低体重で前額突出、小額、眼間開離、耳介低位などの特異顔貌、大泉門開大、合指、尿道下裂を認めたことから気道狭窄病変を疑い、精査の結果、気管軟化症が否定できなかった。そのため多呼吸が遷延し、肺高血圧による三尖弁逆流（TR）が現れると考えた。nasal CPAPを装着し呼吸状態の安定と肺高血圧の改善を図ったが心拡大や心電図上の右室肥大所見、超音波検査でのTRの改善がなかった。日齢25に超音波検査により横隔膜レベルで下行大動脈から分岐する異常血管を発見し、流入部が描出できず肺分画症などの鑑別のため造影CTを撮影したところ、肺底動脈体動脈起始症とそれに伴う肺血流増加による心不全との診断に至った。日齢46に下行大動脈起始左肺底動脈を結紮した結果、多呼吸やTRは改善し、術後約1週間でnasal CPAPを中止することができた。術後も合併症や後遺症は認めず経過した。原因不明の心拡大や、遷延するPHがある場合には、心臓、肺へ容量負荷をかける異常血管の流入の検索も徹底して行う必要がある、と痛感した症例であった。

（担当医より）

Case 17

繰り返すSpO₂の低下

ルールアウトすべき疾患は？

主訴と現病歴

主訴：繰り返すSpO₂低下

現病歴：A病院産科で在胎39週4日、2,820gにて出生した男児です。吸引分娩で、Apgarスコアは7点（1分）、8点（5分）でした。繰り返すSpO₂の低下（75～90％）を主訴に、A病院NICUに入院しました。

酸素投与により日齢1にはSpO₂ 90～95％をキープできるようになり、酸素投与を中止しました。しかし、その後も断続的にSpO₂値の低下を認めました。

胸部エックス線：肺野透過性の低下

肺炎として加療されました。

SpO₂ふらつきの原因検索の一つとして、日齢5に頭部CTを撮ったところ、テント下の硬膜下血腫が疑われました。SpO₂低下の原因として新生児痙攣も疑われ、同日、B病院NICUへ転院しました。

B病院入院後の経過

B病院入院時現症：心拍数 136/分、心雑音なし、呼吸数 43/分、努力呼吸なし、血圧 75/49mmHg

主訴であるSpO₂は、普段はroom airで95％前後でしたが、時々90％未満に低下しました。上下肢差はありませんでした。SpO₂低下時に明らかな臨床的痙攣発作はなく、aEEGではcontinuous patternで、明らかな異常波は認めませんでした。

頭部CT：テント下に高輝度像あり（図17-1）

> この時点で可能性が高い疾患は？
> ❶ 神経疾患
> ❷ 呼吸器疾患
> ❸ 循環器疾患
> ❹ 感染症

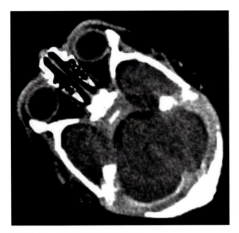

図17-1　入院時頭部CT所見

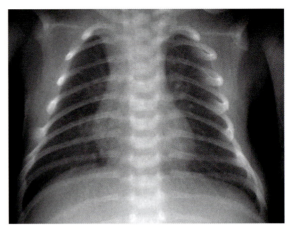

図17-2　入院時胸部エックス線所見

胸部エックス線：図17-2

前医での診断通り、肺炎と硬膜下血腫に伴うSpO$_2$のふらつきでいいのでは、と考えます。

努力呼吸もない割には、SpO$_2$のふらつきが大きいのと、aEEGでは明らかな異常波は出ていないけれど、それはどう考える？

……。

引き続き検査を進めていこう。

心臓超音波検査：右室拡大あり、心室中隔はフラット（図17-3）、左室は小さい（左室拡張末期径〔LVDd〕11.9mm）（図17-4）
頭部超音波検査：異常所見なし
腹部超音波検査：腎臓・副腎に異常なし、肝静脈の怒張あり

　ここではやはり、硬膜下血腫と肺炎であると考えました。また、肺炎に伴う肺高血圧を認めると判断しました。しかしその後も症状の改善はなく、SpO$_2$のベースも少しずつ下がって行きました。

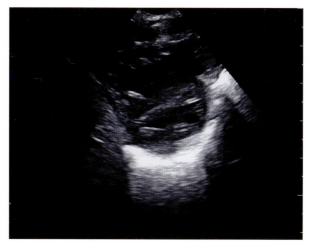

図17-3　心臓超音波所見①

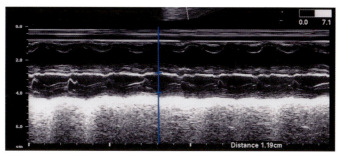

図17-4　心臓超音波所見②

多呼吸がない呼吸状態と、肺高血圧の所見とが相関しません。違う疾患があるのでしょうか？

もう一度しっかりと全身検索を行ってみよう。

心臓超音波検査（2回目）：卵円孔は右左シャント（入院時から変化なし）（図17-5）
腹部超音波検査：横隔膜を貫く血管（垂直静脈）を描出（図17-6）
　ここで総肺静脈還流異常（TAPVC）Ⅲ型が疑われ、日齢7にC病院NICUへ転院しました。

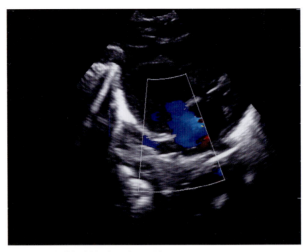

図 17-5　心臓超音波所見（2回目）

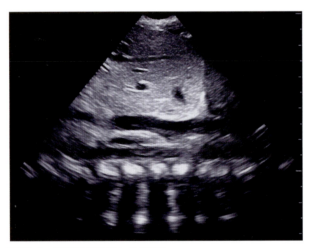

図 17-6　腹部超音波所見（2回目）

確定診断　総肺静脈還流異常（下心臓型：Ⅲ型）

日齢8に根治術が行われました。術後の経過は順調でした。

診断のポイントはここだった！

1. A病院での肺炎という診断と頭部CT所見から、新生児発作や肺炎が念頭にあり、他の疾患のルールアウトが遅れた。
2. 頭部CT所見は硬膜下血腫ではなく、横静脈洞の拡張である可能性が考えられた。
3. 胸部エックス線での肺野透過性不良の原因は、肺炎ではなく、肺静脈うっ血の所見であった。よく見ると右にエアリークも認めた。

前医の診断をうのみにせず、入院時に診察・検査を丁寧に行う重要性を示唆する症例でした。

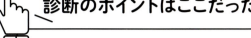

常日頃からの正常所見の確認が大事

　本Caseの赤ちゃんは搬送時にSpO₂の変動が頻回であり、新生児発作に伴う無呼吸にしては回数が多く、違和感を持っていた。入院時のいつものスクリーニング検査にて、後輩の医師が下大静脈と下行大動脈の位置関係を描出していたときに同時に視認できた肝臓を見て、アッと思った。明確に肝臓の静脈が怒張していたからだ。すぐに後輩の医師からエコープローブを譲ってもらい、左室拡張末期径の異常な小ささを確認したときに、総肺静脈還流異常（TAPVC）であろうとの気持ちを強く持ち、その後の診断につながった。

　私は現在医師18年目である。すっかり歳をとってしまった。新生児専門医ではあるが、小児循環器専門医ではない。ただ15年目くらいまでは自分の受け持ちの患児は必ず入院時と退院時に心臓超音波検査を行い、見逃しがないかどうか確認するのを常としていた。もちろんその9割以上は正常所見の心臓である。しかしながらその積み重ねが、ちょっとした異常所見に気づくのに大事な力を身に付けることにつながると最近感じている。正常な心臓を知らなければ異常な心臓に気づくことはできないと思う。

　なお超音波検査によるTAPVCの診断のポイントに、肺静脈が左房に流入せずに共通静脈洞に流入する所見や卵円孔の右左シャントがあるが、小児循環器専門医ではない自分にはいつも難しく感じている。静脈系（無名静脈、冠状静脈洞、肝静脈）の拡張、異常に小さい左室拡張末期径の所見は比較的簡便であり、TAPVCを疑うきっかけになると考えている。

（担当医より）

Case 18

吸引分娩後の呼吸障害

分娩時情報から想定するのは？

主訴と現病歴

主訴：陥没呼吸、チアノーゼの遷延

現病歴：A産科クリニックにて、在胎40週1日に吸引3回で経腟分娩に至った正期産児です。出生体重は3,150g、Apgarスコアは4点（1分）、6点（5分）でした。生後数分経ってようやく啼泣が見られました。陥没呼吸ならびにチアノーゼが遷延し、生後20分にB病院に搬送依頼がありました。羊水混濁は見られませんでした。

　搬送医の到着時、口元酸素投与下で皮膚蒼白および不規則呼吸を認め、刺激には反応するものの活気には乏しく、診察所見上は吸引分娩によると思われる産瘤が認められたぐらいでした。心拍数は160～170/分、呼吸数は40～50/分、SpO_2は90～94％でした。

血液ガス（静脈血）：pH 7.057、PCO_2 61.0mmHg、PO_2 40.4mmHg、BE−12.3mmol/L

```
搬送医が    ❶ 新生児仮死に伴う代謝性アシドーシス
考えた      ❷ 胎便吸引症候群
鑑別診断    ❸ 肺出血
            ❹ エアリーク
```

　搬送医はまず、代謝性アシドーシスの存在を考え、末梢ルートを確保してハーフメイロン12mLをゆっくり投与し、引き続き気管挿管を行って気管内洗浄を施行しました。気管内吸引液は回収されず、胎便吸引症候群（MAS）および肺出血は否定的でした。酸素化は改善し、SpO_2は＞95％に上昇しました。

血液ガス（静脈血）：pH 7.163、PCO_2 52.3mmHg、PO_2 41.9mmHg、BE−9.2mmol/L

　さらにハーフメイロン10mLをゆっくり静注しました。

　酸素化は良好であったため抜管しました。代謝性アシドーシスの遷延が気になりましたが、受け入れ先である近隣のB病院NICUに搬送しました。搬送救急車内では酸素投与なしでSpO_2＞95％が保たれていましたが、皮膚色は白く不良で、不規則呼吸は遷延していました。

B病院入院後の経過

　B病院NICU入院時、すぐに胸部エックス線撮影ならびに小児循環器科医による心臓超音波検査などが行われました。先天性心疾患を含め、上記の鑑別診断は否定的でした。

はじめは新生児仮死と、それに伴う呼吸障害が主な病態だと考えていました。しかし、酸素化は良く、代謝性アシドーシスもいったん改善したのですが、皮膚色は白く不良のままで、呼吸も不規則です。

そうだね。ではこの時点での鑑別診断を挙げてみよう。

はい。まず敗血症の可能性を考えます。母体の感染徴候はなかったようですが……。次に、皮膚色の悪さから、ミトコンドリア病やその他の先天代謝異常症を疑います。皮膚が白いのはアシデミアによるものと思われますが……。

皮膚が白いのは貧血があるのかもしれないね。貧血とアシデミアによる皮膚の白さの鑑別はどうするかな？

そういえば口唇色も薄く感じます。

この時点で可能性が高い疾患は？
❶ ミトコンドリア病などの代謝疾患
❷ 先天感染（敗血症）
❸ 貧血（母児間輸血症候群など）
❹ その他

B病院NICUに入院後、血圧は30/20mmHgと低く、また、代謝性アシドーシスの遷延と著明な貧血が認められ、失血が疑われました。また、入院後より頭部から顔面にかけての腫張が進行し続け、帽状腱膜下出血が判明しました（図18-1）。頭部CTで頭蓋骨骨折も認められました。

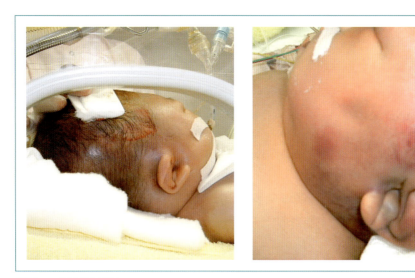

図18-1　入院後の所見

 確定診断　帽状腱膜下出血＋頭蓋骨骨折＋失血性ショック

 その後の経過

　輸血により血圧は上昇し、貧血およびアシドーシスも改善しました。頭蓋内所見では、硬膜下出血にとどまっていました。

診断のポイントはここだった！

1. 今回のCaseは比較的早く診断が付いたが、重症貧血の場合、容量負荷でも全身状態が改善せず、赤血球輸血でしか改善が得られないこともある。

2. 少しでも早く輸血を準備するためにも、重症貧血の早期発見は重要である。皮膚色のみではショックとの鑑別が難しいため、口唇色などが参考になる。

反省と教訓

3回の吸引分娩、大きな「産瘤」、代謝性アシドーシスの遷延より、帽状腱膜下出血からの失血性ショックが鑑別診断に挙げられます。血圧も測定しておくべきでした。

Case 19

アンモニア値が高い呼吸障害と哺乳不良

――― 前医からの情報を過信しない！

主訴と現病歴

主訴：呼吸障害、哺乳不良、高アンモニア血症

現病歴：在胎40週6日、A病院産科にて自然経腟分娩で出生しました。出生体重は3,095g、Apgarスコアは9点（1分）、10点（5分）でした。日齢2に発熱し、軽度の炎症所見（WBC 20,000/μL、CRP 2.5mg/dL）が見られ抗菌薬を内服投与しました。日齢3になり、血液検査所見は改善しましたが、午後になって哺乳不良、多呼吸、陥没呼吸が出現したため搬送依頼を行いました。

搬送医の到着時、児には活気不良ならびに著明な多呼吸が認められました。SpO₂は96％（room air）、胸部エックス線に異常は見られず、呼吸器感染症を疑いました。三次病院のNICUが満床であったため、近隣の二次病院であるB病院NICUへ搬送しました。

B病院入院後、心臓超音波検査では心室中隔欠損（VSD）を認めましたが、それ以外の心内構造異常は否定的でした。呼吸障害、アシドーシスの進行、乏尿、播種性血管内凝固（DIC）、高アンモニア血症を認めたため、気管挿管し、人工呼吸管理を開始しました。高アンモニア血症に対し血液透析を行う目的で、三次病院であるC病院NICUに転院しました。

C病院入院後の経過

この時点で何を考える？ 特徴としては、生後数日経ってから発症した多呼吸、進行性のアシドーシスがあるね。

 生後数日経ってからの発症で、しかも高アンモニア血症がありますので、経腸栄養開始に伴う先天代謝異常症の症状が出てきたものと考えます。

アンモニア値が高い呼吸障害と哺乳不良―前医からの情報を過信しない！　Case⑲

それでは精査を進めてみよう。

| この時点で考えられる疾患は？ | ❶ 先天性尿素サイクル異常症
❷ その他の先天性代謝異常症
❸ その他 |

　C病院NICUでは、前医情報から先天性尿素サイクル異常症による高アンモニア血症を想定し、血液透析の準備を行いながら、入院を受け入れました。入院時の血液検査上、代謝性アシドーシス、高乳酸血症、高アンモニア血症、逸脱酵素の上昇が見られました。

血液ガス：pH 7.118、PCO_2 42.0mmHg、BE－15.7mmol/L、乳酸 304mg/dL

入院時血液検査：WBC 22,700/μL、Hb 10.8g/dL、Plt 70,000/μL、PT 70％、APTT＜200秒、FDP 33.6μg/L、AT活性 19％、Fib＜50 mg/dL、血糖 79 mg/dL、NH_3 243μg/dL、CRP 0.9 mg/dL、TP 3.4g/dL、BUN 33.1 mg/dL、Cre 2.06 mg/dL、AST 622 IU/L、ALT 152 IU/L、LDH 2,193 IU/L、CPK 2,248 IU/L、Na 150mEq/L、K 6.7mEq/L

心臓超音波検査：VSD以外に明らかな構造異常は認めず。

胸部エックス線：図19-1

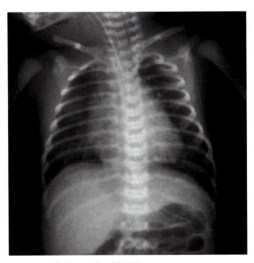

図19-1　胸部エックス線所見

アンモニア値の上昇が予想よりは緩やかであったことから、血液透析の準備を行いながら鑑別診断を進めることとしました。他の血液検査ではDICは認めず、炎症所見は軽度上昇していました。抗菌薬の予防投与およびウイルス感染（単純ヘルペスウイルス〔HSV〕）を念頭に置いて、アシクロビル（ACV）の投与を開始しました。

> この時点で考えられる疾患は？
> ❶ 先天性尿素サイクル異常症
> ❷ その他の先天性代謝異常症
> ❸ 感染症
> ❹ ミトコンドリア病
> ❺ その他

> これだけ重症な代謝性アシドーシスがある割には、アンモニア値があまり高くありません。何か別の疾患があるのではないでしょうか……。

　先天性有機酸代謝異常症を疑い、ビタミンB群による治療を開始しました。尿中および血中アミノ酸分析を依頼しました。そして血液透析の準備が整うまでに、交換輸血を施行することにしました。アンモニア値はやや下がりましたが高カリウム血症が進行し、グルコース・インスリン（GI）療法を開始しました。アンモニア値の急上昇が見られなかったため、血液透析は見送りました。
　翌日、逸脱酵素はさらに上昇しました。
血液検査：AST 4,639 IU/L、ALT 499 IU/L、LDH 12,903 IU/L、CPK 3,267 IU/L
　翌日、入院時の心臓超音波検査ではarchが見えにくかったということだったので、念のため循環器科医に対診を依頼したところ……。

 確定診断 　大動脈弓離断（A型）＋心室中隔欠損（Ⅱ型）＋ductal shock

その後の経過

速やかに、パルクス®（プロスタグランジンE₁）の投与を開始しました。リポPGE₁→PGE₁-CD 108ng/kg/分でわずかに動脈管の再開通を認めました。新鮮凍結血漿（FFP）ならびにステロイドによる治療を行ったところ、その夜から尿量が増加し、次第に血液検査所見も改善しました。動脈管がすこしずつ太くなってきたため、PGE₁-CDを徐々に減量しました（40ng/kg/分）。NH₃は入院時がピークで、その後100μg/dL前半で推移しました。

日齢15に大動脈弓再建術＋VSD閉鎖術を施行しました。

診断のポイントはここだった！

1. 前医からの情報で、アンモニアの高値が前面に出ていたため、先天代謝異常症を主に鑑別診断を始めてしまった。
2. アシドーシスの重篤度とアンモニア値に解離が見られた。
3. VSDを認めたため、他の心疾患の精査も必要であった。

反省と教訓

　一次病院での主訴は日齢3の呼吸障害でしたが、症状の進行とともに、高アンモニア血症へと主訴が変化し、思い込みが鑑別診断の視野を狭めてしまいました。尿素サイクル異常症を過剰に疑って、血液透析導入などの迅速な対応に気を取られています。入院時の超音波検査施行者がarchの描出不良を指摘していましたが、臨床的思考が単一化し、代謝異常にシフトしていたため、心臓超音波検査の再検が二の次となってしまいました。肝腫大、下肢脈拍触知、心雑音などはなかったか、理学所見を丁寧に確認すべきでした。

落とし穴と迷い道

前医情報からの思い込みは禁物

　本Caseでは、「前医の情報を鵜呑みにしない」ことが大切であることを改めて痛感しました。日齢3に出現する非特異的症状と言えば、「まず高アンモニア血症とductal shockを鑑別せよ！」は日頃から意識していましたし、そのように指導もしてきました。

　前医（NICU）から、高アンモニア血症として血液透析のできる当センターに転院依頼がありました。高アンモニア血症では、いち早くアンモニア濃度を500μg/dL以下に下げなければいけません。時間との戦いでもあり、バタバタと準備を整えました。いざ入院となり、予想に反してNH$_3$値が高くなかったため、血液透析の導入は見送り、各種薬物治療を開始しました。高アンモニア血症としての経過には違和感がありましたが、そこで改めてductal shockを考えることができていませんでした。思い込みはつくづく禁物です。

（担当医より）

Case 20

咳と喘鳴で入退院を繰り返す2カ月男児

呼吸器症状の原因は感染症だけ？

主訴と現病歴

主訴：長期間続く咳嗽と喘鳴

現病歴：A産科クリニックにて在胎37週に2,928gで出生しました。出生後の経過に問題なく、予定通り退院しました。1カ月健診時の体重増加は良好で、異常の指摘もありませんでした。

生後1カ月頃から咳嗽と喘鳴が出現し、喘息性気管支炎のため2週間入院しました。退院して2日後、症状の増悪が見られ、肺炎で再入院しました。

A産科クリニックでの検査結果：百日咳抗体：陰性、クラミジア：陰性、RSウイルス：陰性、心臓超音波：異常なし、喉頭ファイバー：喉頭軟化症なし

症状の改善が見られず、精査加療を目的にB病院に紹介されました。

B病院入院後の経過

入院後、まずは喘息性気管支炎を考慮し、輸液、吸入、去痰薬の内服を継続しました。入院翌日には解熱し、咳嗽や喘鳴も改善しました。経口哺乳も可能となり、ムセは見られませんでした。今回の症状悪化は感染が契機と思われましたが、長期間咳嗽と喘鳴が続いていたことから、精査を行いました。

長期間咳嗽と喘鳴が続いていますが、何を考えますか？

 感染症として、RSウイルス細気管支炎、百日咳、結核、マイコプラズマ感染症、クラミジア感染症、乳児喘息などを考えます。

そうですね。まずは乳児の気道症状としては感染を念頭に置きますね。前医で検査済みだけど、再確認しておきましょう。

B病院での検査結果：百日咳抗体：百日咳毒素-IgG 2EU/mL（＜10EU/mL）、線維状赤血球凝集素-IgG 9EU/mL（＜10EU/mL）、ツベルクリン反応：陰性、抗酸菌PCR（胃液）：陰性

胸部エックス線：図20-1

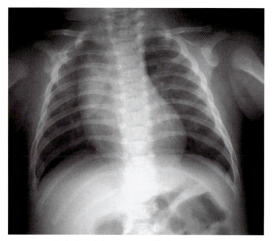

図20-1　入院時の胸部エックス線所見

やはり何らかの持続感染ではなさそうです。

ほかには、何が考えられますか？

感染で顕在化しますが、背景に気道の問題を考えないといけないと思います。

そうですね。エックス線ではどうですか？

浸潤影は見られませんが、やや過膨張所見でしょうか？

呼気時喘鳴とも合いますね。さて、どんな検査をしましょうか？

声門下狭窄や気管狭窄を評価するなら気管支ファイバーか胸部CTでしょうか？気管支ファイバーは挿管下じゃないとできませんよね？

そうですね。まずは胸部CTを撮って、必要なら気管支ファイバーを追加しましょう。胸部CTではさらに何が分かりますか？

気道と心血管関係が分かります。

胸部CT：図20-2

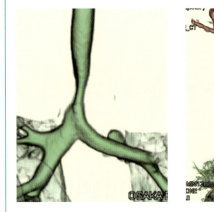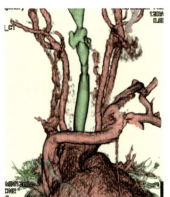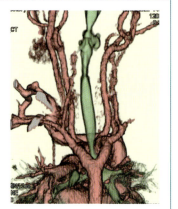

図20-2　胸部3D-CT所見

確定診断 　**重複大動脈弓による気管狭窄**

その後の経過

左大動脈弓離断術を施行しました。術前に気管支内視鏡で内腔の狭窄を確認しました。術後、気管支圧排所見は改善しました。

 診断のポイントはここだった！

1. 喘鳴や咳嗽が続く疾患として、血管輪も念頭に置く必要がある。
2. 血管輪を疑う臨床症状に喘鳴（気管圧迫の症状）がある。上気道感染によって症状が悪化し、反復性の気道感染を伴う。呼吸窮迫は哺乳によって悪化する。
3. 嚥下時違和感や窒息感（食道圧迫の症状）も血管輪を疑う臨床症状である。

 血管輪

血管輪とは、大動脈弓の異常により、気管・食道を血管構造物が取り囲み、これらの閉塞ないしは狭窄を来す一群の疾患の総称である。

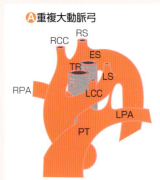 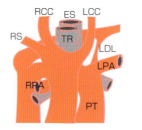 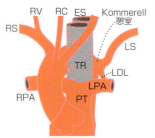

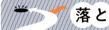

鑑別診断が必要な乳児期の反復性喘鳴

　血管輪は乳児の喘鳴で鑑別を行う必要がある疾患の一つです。当時は乳児の喘鳴で、造影CTまで撮影すべきかどうか非常に悩んだことを覚えています。比較的侵襲の少ない検査とはいえ、被曝が生じ造影剤を使用するからです。また乳幼児期の呼気性喘鳴の原因として、ウイルス性の下気道感染や気管支喘息が大部分を占めると思っていたことも、撮影すべきかどうか悩んだ要因です。しかし、生後1カ月頃から発症していること、長期間症状が続いていることに「何か変だな」と感じ、精査を進めました。

　現在も乳児の喘鳴を診療する機会は多くありますが、今回の経験で、常に種々の疾患を念頭に置きながら診療を行うようになったと思います。喘鳴の発症時期や経過、反復性の有無、誘因の有無などの詳細な問診を心がけ、エックス線では肺野だけなく中枢気道の透亮像も確認するといったことも気を付けるようになりました。

　乳児期までの繰り返す喘鳴をみたときは、大血管異常の可能性も考慮し、積極的な画像診断を進めていく必要性があると認識した症例でした。

（担当医より）

Case 21

生後3週間で顕性化したSpO₂低下と心拡大

無症状で経過する先天性心疾患を見逃さない！

主訴と現病歴

主訴：SpO₂低下

現病歴：母体は他院で妊娠管理されていましたが、在胎21週頃から胎児発育不全（FGR）が見られ、在胎25週に左心低形成を疑われてA病院を紹介受診しました。胎児超音波検査では左心低形成は否定的でしたが、以後、A病院で妊娠管理されていました。推定胎児体重は−2.5SD程度で推移していました。在胎37週2日に陣痛が発来し、頭位経腟自然分娩で出生しました。女児、Apgarスコアは8点（1分）、8点（5分）で、出生体重は1,708g（−2.5SD）でした。

出生時、SpO₂は90％程度でしたが、酸素投与で改善しました。蘇生室での心臓超音波検査では明らかな異常を指摘されませんでした。低出生体重児のため、NICUに入院しました。日齢2まで酸素投与を行いましたが、酸素投与中止後に多呼吸やSpO₂の低値は認めませんでした。哺乳量は経口哺乳にて順調に増加でき、体重も増加傾向にありました。日齢6に自宅近くのB病院に転院しました。この時点の診断は新生児一過性多呼吸（TTN）、低出生体重児、small for gestational ageでした。

B病院転院後の経過

転院後、哺乳は緩慢で、SpO₂の変動も見られましたが、明らかな呼吸障害は認めず、体重も緩やかに増加していました。日齢19よりSpO₂低下が見られ、胸部エックス線にて肺野の透過性低下を認めたため、酸素投与を開始しました。各種検査で感染症は否定されています。日齢20の心臓超音波検査では右心系の拡大を認め、水分制限および利尿薬内服を開始しましたが改善しませんでした。呼吸数ならびに心拍数も同日から増加し、日齢22にA病院へ再入院しました。

経過から、何を考えますか？

出生時に心エコーを施行されていますが、入院当初は安定していたのに右心系の拡大が見られることから、非チアノーゼ性の心疾患でhigh flowが進行して顕性化したということでしょうか？

そうですね。high flowによる心不全症状のようですね。鑑別診断は？

左右シャントのあるものとしては、心室中隔欠損（VSD）、動脈管開存（PDA）、心房中隔欠損（ASD）が代表的です。これらは、生後早期にはシャント量も少なく、見逃されてもおかしくありません。

そうですね。前医では、心エコー上、先天性心疾患の診断はされていません。もちろん、前医からの情報は鵜呑みにしてはいけませんが、もう少し診断の難しい疾患だとすれば何を考えますか？

心疾患以外に左右シャントがあってもhigh flowになります。脳動静脈瘻、ガレン大動脈瘤が考えられます。心疾患なら、大動脈肺動脈窓、右肺動脈上行大動脈起始症、あと総肺静脈還流異常（TAPVC）はチアノーゼ性ですが……。

一緒に心エコーをしてみましょう。

心臓超音波検査：図21-1

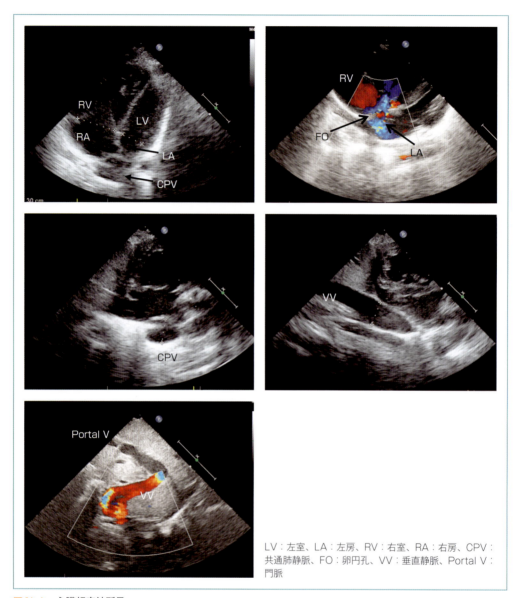

図21-1　心臓超音波所見

LV：左室、LA：左房、RV：右室、RA：右房、CPV：共通肺静脈、FO：卵円孔、VV：垂直静脈、Portal V：門脈

左室は右室より小さく、収縮は良好です。大血管の位置関係は正常で、動脈管は閉じています。右心系の拡大がありますが三尖弁逆流（TR）はありません。VSDは見当たりませんが、ASDがあり、なぜか右→左血流です!?　肺静脈は少なくとも3本は左房にかえってきています。

TAPVCを意識して肺静脈を探したようですね。でも、いきなり肺静脈を探すのは得策ではありません。

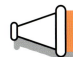
確定診断　総肺静脈還流異常（下心臓型：Ⅲ型）

左房だと思っていたのは、共通肺静脈腔だったんですね。

そうですね。ここに肺静脈がかえってきていると思い込んでしまうと、頭の中でTAPVCが除外されてしまいます。ピットフォールに陥るリスクの高い代表的な疾患です。

診断のポイントはここだった！

1. TAPVC症例は、肺静脈狭窄（PVO）の程度によってはチアノーゼや多呼吸などの症状を伴わないことがある。臨床所見から否定せずに、常にTAPVCを念頭に置いて心臓超音波検査を施行しなければならない。

2. 心臓超音波検査はTAPVCの診断には欠かせないが、肺静脈および共通肺静脈腔の描出・同定は、容易ではない。まずは、臨床所見および経過からTAPVCを鑑別診断に挙げられるかが重要である。

3. その目で見ながら、垂直静脈の存在・無名静脈の拡張（Ⅰa）、上行大静脈（SVC）の拡張や乱流（Ⅰb）、冠状静脈洞の拡張（Ⅱa）、右房への血流流入（Ⅱb）、下行大動脈と併走して横隔膜を横切るような血管（Ⅲ）を探し、さらに右房拡張、心房間の右左シャントを確認する。

総肺静脈還流異常（下心臓型：Ⅲ型）

　　Ⅲ型は総肺静脈が横隔膜を貫いて下降し、門脈系に還流する。Ⅲ型の心臓超音波検査では、以下の所見を認める。
- 横隔膜を貫通して下行する拡大した異常血管
- 異常血管内で一峰性の連続性の下向き血流を検出
- 左右肺静脈が集まって共通肺静脈腔となり下行する像を確認
  肺静脈閉塞を伴う例もあり、その場合は緊急手術を要する。

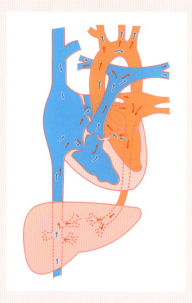

Case 22

改善しない多呼吸と心拡大

―――― PPHNの治療への反応に乏しいときは？

主訴と現病歴

主訴：新生児遷延性肺高血圧症

現病歴：母体は23歳、2経産で、2児とも健康です。母体に基礎疾患はなく、感染症スクリーニングも陰性でした。妊娠経過中に異常は指摘されていません。

　児は在胎38週5日にA産科クリニックにて頭位経腟自然分娩にて出生しました。女児、出生体重は3,488g、Apgarスコアは9点（1分）、10点（5分）でした。出生後、多呼吸、陥没呼吸、点状出血斑、低血糖を認めたため、輸液ルート確保後、一酸化窒素（NO）吸入療法を含めた肺高血圧治療目的にB病院へ搬送されました。

B病院での経過

　80/分の多呼吸に対し、口元酸素5Lを投与しました。複数の点状出血斑を認め、活気はまずまずでした。

胸部エックス線：心拡大、肺野の透過性はやや不良（図22-1）

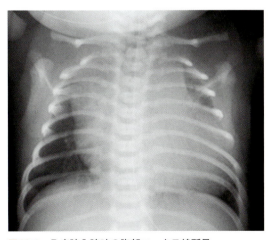

図22-1　B病院入院時の胸部エックス線所見

127

血液検査：WBC 14,900/μL、Hb 18.5g/dL、Plt 7.3万/μL、CRP 0.02mg/dL、IgM 26mg/dL、PT-INR 1.85、Fib 67mg/dL、Dダイマー3.6μg/mL　→　IgM高値、血小板減少

　当初は新生児一過性多呼吸（TTN）と診断し、nasal CPAPを開始しましたが、呼吸状態の改善を認めず、人工呼吸管理を開始するとともに肺サーファクタントを投与しました。感染症および播種性血管内凝固（DIC）の可能性も考慮し、抗菌薬および新鮮凍結血漿を投与しました。

心臓超音波検査：心内構造に異常なし、心室中隔は左室側に突出、三尖弁逆流（TR）あり、圧較差約50mmHg、右心系の拡大あり

　新生児遷延性肺高血圧症（PPHN）と考えられ、酸素を増量するとともに、オルプリノン投与を開始しましたが状態は改善せず、100%酸素投与でもSpO$_2$は90%前後で推移しました。NO吸入療法などの適応と考え、日齢4にC病院へ搬送を依頼しました。

　搬送医はC病院から携帯用NOボンベを持参し、搬送中20ppmにてNO投与を開始しましたが、肺高血圧に対する急性効果（SpO$_2$の上昇など）はほぼありませんでした。

C病院入院後の経過

入院時所見：皮膚：点状発赤疹が全身に散在（圧迫にて消退する発疹）（図22-2）、心音：II音亢進、Levine分類II度/VI度収縮期雑音聴取、呼吸音：清、胸部：多呼吸および軽度陥没呼吸、腹部：肝腫大（肋骨弓下5cm触知）

胸部エックス線：心胸郭比（CTR）64%、心拡大あり、肺野の透過性不良（図22-3）

血液検査：WBC 7,000/μL（Stab 42%、Seg 29%）、Plt 15.3万/μL、CRP 0.4mg/dL、PT-INR 1.49、Fib 294mg/dL、Dダイマー0.93μg/mL、AST 54 IU/L、ALT 91 IU/L、LDH 78 IU/L

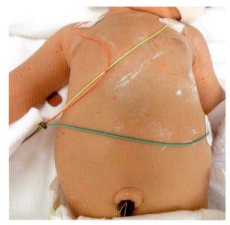

図22-2　C病院入院時の皮膚所見

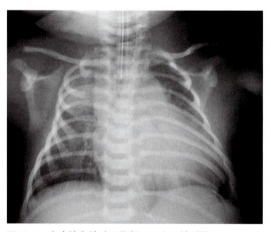

図22-3　C病院入院時の胸部エックス線所見

ここまでの経過で、何を考える？

まずPPHNについてですが、NOの急性効果を認めないことと、ここまでの肺高血圧と肺の状態とが合わない印象があります。人工呼吸管理中ですが、胸の上がりは良好ですし、呼吸音もきれいです。TTNではないと思います。炎症反応もあまり上がっていませんが、白血球の左方移動や前医の検査での凝固異常、血小板減少からは、周産期感染症を考えます。それに伴うPPHNかと思います。

周産期感染症だとしても、検査データもあまり悪くないし、血小板も上昇しているので、抗菌薬はこのまま続行しよう。

一つ気になるのが全身の発赤疹です。前医では点状出血斑だと思われていたようですが、圧迫すると消退しましたので、出血斑ではなさそうです。出生直後からあるようですので、新生児TSS様発疹症（NTED）でもないような……。

確かにそこは気になるね。肺の状態もやや矛盾するので、引き続きPPHNに対する治療を行いつつ、原因検索も進めてみよう。

この時点で可能性が高い疾患は？

❶ 呼吸器疾患＋新生児遷延性肺高血圧症
❷ 先天性心疾患
❸ その他の疾患

心臓超音波検査：心内構造に異常なし、肺静脈は左房に還流、心室中隔は左室側に突出、右心系の拡大あり、TR 3〜3.6m/秒（圧較差40〜50mmHg）（図22-4）

NO吸入下においても、前医での所見と変わらず、PPHNと思われる病態は改善しませんでした。一方、皮膚の発赤疹は徐々に増大し、血管腫であることが判明しました（図22-5）。そこで再び心臓超音波検査を行ったところ、以下の所見を得ました（図22-6）。

- 右心系に加え、左心系も拡大している。

- 肺静脈からの血流が多い。
- 大動脈弓を通過する血流が早い。

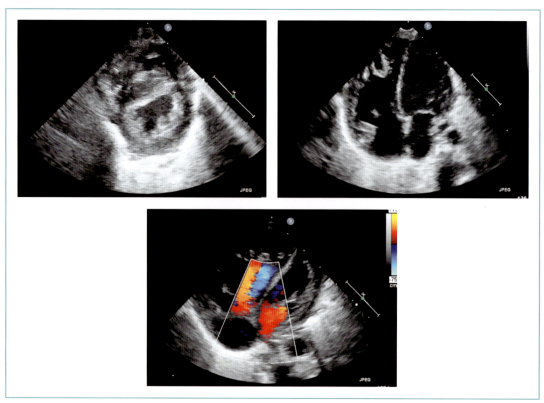

図22-4　C病院入院後の心臓超音波所見①

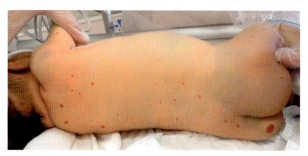

図22-5　皮膚の発赤疹

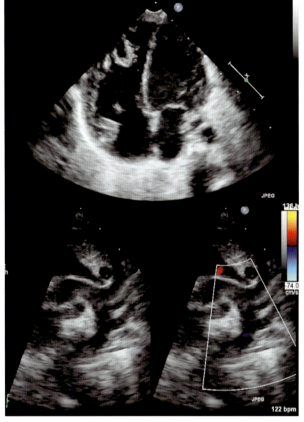

図22-6　C病院入院後の心臓超音波所見②

　普通のPPHNの所見と合わないところがあります。

それではほかの臓器の検索も行おう。

腹部超音波検査：肝臓内に異常な血流あり（図22-7）

　同日、緊急で行った腹部造影CT検査にて、肝臓内に多くの血流を認め、また、肝動脈相において、肝静脈や下大静脈の描出を認めました（図22-8）。

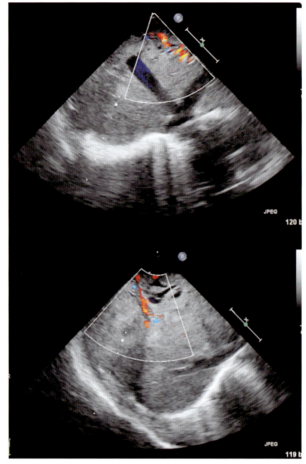

図22-7　C病院入院後の腹部超音波所見

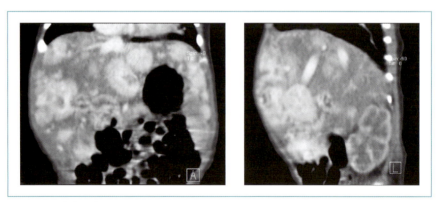

図22-8　C病院入院後の腹部造影CT所見

確定診断 多発性肝血管腫＋多発性肝動静脈瘻＋肺血流増加による肺高血圧症＋高拍出性心不全

診断のポイントはここだった！

1. PPHNに固執してしまっている。
2. PPHNの治療への反応性が乏しい。他の疾患（先天性心疾患など）の可能性を考慮すべきであった。
3. 皮膚の血管腫が診断の一助となった可能性がある。

その後の経過

プレドニゾロンおよびプロプラノロール投与に加え、日齢7にコイル塞栓術を施行しました（図22-9）。コイル塞栓術後、胸部エックス線所見の改善などを認めましたが、再び悪化し、日齢11に再びコイル塞栓術を行いました。しかし塞栓術後も残存短絡はびまん性に認められました。肝移植以外に状態の改善は得られないと判断し、D病院へコンサルトしました。日齢87に肝移植が行われましたが、術後経過は思わしくなく、児は日齢99に永眠しました。

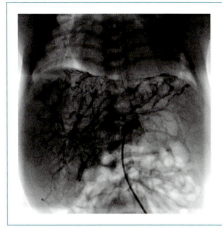
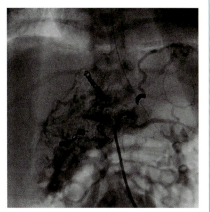

図22-9　コイル塞栓術（日齢7）

反省と教訓

- 想定していた疾患が、「その疾患においてよくある経過」とは異なる経過をたどった場合、違う疾患である可能性、ないしは違う疾患が合併している可能性を疑う必要がある。
- 肺高血圧症の診断においては、肺高血圧症があることの診断にのみに留まるのではなく、肺高血圧症の原因を診断することが重要である。

落とし穴と迷い道

肺高血圧は「存在診断」だけでなく「機序診断」も！

このCaseは、紹介時から新生児遷延性肺高血圧症（PPHN）にしては「なんとなく」違和感がありました。

紹介元の医師からこのCaseの情報をいただいたとき、当時当科をローテートしていた後期研修医に、PPHNに対する一酸化窒素吸入療法を経験していただこうということになりました。そして、私と一緒に担当することになり、一酸化窒素吸入療法を開始しました。後期研修医には、その急性効果を目の当たりにしていただこうかと思っていたのですが、なぜかほとんど急性反応がなく、「あれっ？」と思ったのが非常に印象的でした。

そのときは、周産期感染症に伴うPPHNという診断から離れることができませんでしたが、感染症が改善傾向であり肺の状態もそれほど悪くない状態であるにもかかわらず、胸部エックス線撮影で心拡大があり強い肺高血圧が続くことが、「なんとなく」しっくりとこない点でした。その違和感を説明すべく、心エコーを繰り返し行いました。そのなかで、PPHNであれば肺血流が乏しくなるにもかかわらず肺静脈の血流が目立つこと、またその結果として通常小さいはずの左心系が拡大していること、さらには形態的に縮窄ではないにもかかわらず大動脈弓の血流が速く血流が多いことが示唆されることから、血行動態としては高拍出状態であると考えました。そこから、どこかに短絡がないか検索しているなかで、肝内の血流異常から診断に至りました。結果として、血行動態の把握から診断にたどり着くことができました。

肺高血圧の診療においては肺高血圧であること（存在診断）だけでなく、どのようにして肺高血圧が起こっているか（機序診断）を考えることが重要であるとの教訓となった症例でした。

（担当医より）

Case 23

FLP後TTTS供血児の心雑音とSpO₂低下

三尖弁逆流の原因は肺高血圧？

主訴と現病歴

主訴：心雑音と酸素化不良

現病歴：自然妊娠の一絨毛膜二羊膜（MD）双胎の供血児です。妊娠18週に双胎間輸血症候群（TTTS）stage III に対し、胎児鏡下胎盤吻合血管レーザー凝固術（FLP）が施行されました。FLP2日後に受血児の子宮内胎児死亡（IUFD）が確認されています。妊娠19週に切迫早産管理を目的に子宮頸管縫縮術が施行されました。在胎26週5日に胎胞形成が見られ、陣痛抑制困難となり、経腟分娩で出生しました。出生体重は810g、Apgarスコアは2点（1分）、7点（5分）で、気管挿管を施行しました。出生直後からLevine分類III度/VI度の収縮期雑音とII音の亢進を認めたため、先天性心疾患の可能性も考えると、酸素投与がしづらい状況でした。そのため40%酸素で管理しましたが、SpO₂が上がらないため、肺サーファクタントを投与しました。酸素化は少し良くなり、60%酸素でSpO₂は90%になりました。

典型的な呼吸窮迫症候群（RDS）という訳でもなさそうだね。この時点で何を考える？

気胸や横隔膜ヘルニアなども考えました。

出生直後からの心雑音についてはどうかな？

弁狭窄性の先天性心疾患などを考えます。

> 出生直後の心雑音で頻度が高いのは三尖弁逆流（TR）などの弁逆流もあるね。ひとまずNICUへ連れていって精査を行おう。

　人工呼吸器の条件では、圧を25cmH₂O以上必要とし、陥没呼吸も認め、肺のコンプライアンスも悪そうでした。入院後、ただちに胸部エックス線撮影を行いました。

胸部エックス線：図23-1

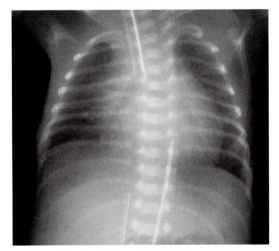

図23-1　入院時の胸部エックス線所見

> 網状顆粒状陰影（RGパターン）ではなく、心陰影も見える。心拡大はある。今の時点でRDSが遷延しているようではない。少なくとも気胸や横隔膜ヘルニアもないな。

心臓超音波検査：左室は丸く、右室拡大あり、TRあり（圧較差は推定40mmHg）、心房間は右左シャント、右房の拡大あり、動脈管は閉鎖傾向（左右シャント）、総肺静脈還流異常（TAPVC）は否定的（図23-2）

　TRと酸素化不良のため、一酸化窒素（NO）吸入療法を20ppmで開始し、吸入酸素濃度（F₁O₂）も1.0としましたが、PaO₂は50mmHg台、SpO₂は90％台中盤でした。2回目の肺サーファクタント投与を行ったところ陥没呼吸は改善しましたが、SpO₂は全く改善しませんでした。心室中隔の形などから、いわゆる新生児遷延性肺高血圧症（PPHN）ではなさそうだと判断し、F₁O₂を0.3まで下げました。その結果、SpO₂は85〜90％となりました。原因はこの時点でははっきりしませんでしたが、肺も悪いと考えていました。

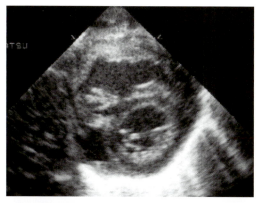
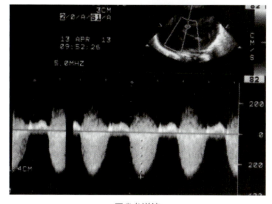
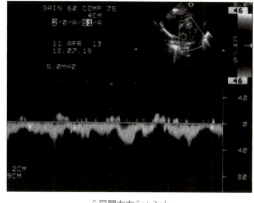

三尖弁逆流　　　　　　　　　　　心房間右左シャント

図23-2　入院時の心臓超音波所見

> この時点で考えられる疾患は？
> ❶ 先天性心疾患
> ❷ 肺が悪い
> ❸ その他

NO吸入療法を日齢5に中止しました。日齢6にはFiO₂もいったん0.21となりました。

胸部エックス線：肺野はclear（図23-3）
心臓超音波検査：TRは3.2m/秒と、ほぼ変わらず（図23-4）

結果的に、TRの原因は肺高血圧ではなさそうということになりました。その後、慢性肺疾患（CLD）に至り、日齢49に抜管、日齢74に酸素投与を中止できました。TRは2.5m/秒くらいになりました。体格が大きくなってからの心臓超音波検査で三尖弁逸脱症（後尖）と確定診断されました。

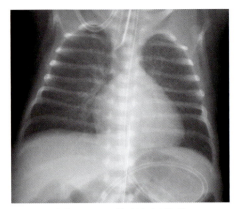

図23-3　胸部エックス線所見（日齢6）

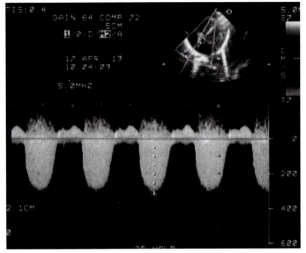

図23-4　心臓超音波所見（日齢6の三尖弁逆流）

確定診断　三尖弁逸脱症（後尖）

診断のポイントはここだった！

1. 出生時から認められる心雑音には敏感になる。
2. 呼吸循環に対して考えられる対応を行ってもSpO_2が上がらない場合、心房間において右左シャントがないかを考えて検査する。
3. 酸素化不良の原因がTRであれば、弁そのものの異常なのか、右室圧に起因するのかを鑑別する。
4. 心房間に右左シャントがある場合は、TRが吹き込んでいないか観察する。
5. TR＋心房間の右左シャント＝PPHN、というわけではない。

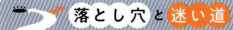

出生時の心雑音を聴取したら、必ず心臓疾患を疑おう

　出生時に心雑音を聴取したら異常と考えながら対応すべきです。本CaseではSpO₂の低下を認め、TTTSの供血児、早産児などの背景から呼吸器疾患に目が向きがちですが、収縮期雑音を聴取した時点で心疾患による原因も鑑別に挙げることができました。心雑音には収縮期雑音と拡張期雑音があり、前者は駆出性、汎収縮期（または全収縮期、逆流性）、収縮後期、無害性に大別され、無害性以外は弁の異常または狭窄や短絡があると考えなければなりません。

　本Caseは収縮期雑音であり、心室の流出路狭窄か弁逆流を疑いました。そのため心エコーも意識して観察することができ、SpO₂の低下は三尖弁逆流（TR）が心房間へ直接吹き込むことによる右左シャントによって起こっていると判断しました。病名は三尖弁逸脱でしたが、早産児でありTRの詳細がエコーで見られず、NICU退院後に小児循環器科医師による診断となりました。新生児でSpO₂低下が見られるときは呼吸器疾患だけでなく、心房間での右左シャントを起こす他の心疾患も念頭に置き、巨大静脈弁遺残、総肺静脈還流異常（TAPVC）などを除外する必要があります。

　本Caseでは100％酸素と一酸化窒素を使用していますが、必要であったかには議論の余地があります。もし心室の高度流出路狭窄であると動脈管を開存させておかなければなりませんし、新生児遷延性肺高血圧症（PPHN）がなく心房間の右左シャントによるチアノーゼだったのであれば肺血管抵抗を下げる必要はなかったはずです。当時は可能な限り肺血管抵抗を下げてTRに影響する因子を減らすことやPPHNを否定する意味合いもあったと記憶しています。

　心拍数の多い新生児では収縮期と拡張期すら判断が難しく、ましてや収縮期雑音を駆出性と汎収縮期に区別することは難しいのですが、汎収縮期であれば弁の異常による逆流、駆出性であれば流出路狭窄を疑うことができます。心エコーでは心房間シャントの向きやその原因をしっかり確認しています。TRは新生児科医にとって馴染みが深く、計測もしやすい指標ですが、その原因をしっかりつかみ治療と診断に活かすことが重要だと考えています。

　心エコーの前には必ず心音を聴取して心雑音があれば、その音を理解（具体的には心雑音の種類や強さ、最強点）することで心エコーの理解が深まると考えています。

（担当医より）

Case 24

急激に悪化する呼吸不全

総肺静脈還流異常の典型的所見を見逃さない！

主訴と現病歴

主訴：呼吸不全
現病歴：母体はA産科クリニックにて妊婦健診を受けていました。妊娠経過に特に異常はありませんでした。在胎39週4日に高位破水を来し、入院しました。WBC 15,000/μL、CRP 3.0mg/dLのため分娩誘発を行いました。在胎39週5日、変動一過性徐脈を認めたため、児は吸引分娩にて18時20分に出生しました。羊水混濁の程度は軽度でした。出生体重3,090gの男児、Apgarスコアは8点（1分）、8点（5分）でしたが、呻吟ならびにチアノーゼを認めたため、気管挿管およびバギングを実施し、B病院へ新生児搬送されました。

B病院入院後の経過

生後1時間21分でB病院に入院しました。
血液ガス（静脈血）：pH 7.047、PCO_2 65.7mmHg、BE−13.8mmol/L、乳酸10.21mmol/L

> この程度であれば、すぐに亡くなることはないし、呼吸管理すれば、すぐに良くなるだろう。

こう甘く考えたのが、つまずきの第一歩でした。
　人工呼吸管理を開始し、100％酸素を使用しましたが、SpO_2は50％台（右上肢50％台後半、下肢は50％前後）で、新生児遷延性肺高血圧症（PPHN）を合併していると診断しました。また懸命にバギングしても、二酸化炭素は70前後から下がりませんでした。

> あれっ？二酸化炭素が下がらない。呼吸管理に反応しない。これは重症な肺疾患だな。

これがつまずきの第二歩でした。先天性心疾患であれば、肺は悪くないので、しっかり呼吸管理を行えば二酸化炭素は下がるはず、という思い込みがありました。

次に、先天性心疾患否定のため、呼吸管理と同時に心臓超音波検査を行いました（「否定のために」という気持ちで超音波検査を行ったのも軽率でした）。

心臓超音波検査：心臓は見えづらく、完全に右にあり

心臓超音波検査から横隔膜ヘルニアを疑い、急いで胸部エックス線撮影を依頼しました。超音波検査では大きな構造異常は認めず、心内腔が狭い印象がありましたが深く考えず、よく見えないので、1～2分、超音波検査を実施したところですぐに呼吸管理に戻りました。心内の構造異常がなかったので、先天性心疾患は鑑別診断から完全に消去してしまいました。

反省

ここでなぜ総肺静脈還流異常（TAPVC）を除外したのか、振り返ってみて自分でも分かりません。心臓が超音波で見えづらいのと、SpO$_2$が50％台から上がらず、呼吸管理もうまくいかず焦ってきて、慌てていたのでしょう。いつもルチーンで行っている大動脈と下大静脈の評価を省略したのです。普段はこのときにいつもTAPVC Ⅲ型を否定していたのに……。これが最大の後悔です。今でもなぜやらなかったのかと胸が痛みます。最大の反省点です。

胸部エックス線の結果が出ました。

胸部エックス線：横隔膜ヘルニアではなく、左の緊張性気胸。心臓は小さく、右に偏位（図24-1）

ここで、新生児一過性多呼吸（TTN）か胎便吸引症候群（MAS）からの緊張性気胸、PPHN、さらに気胸に伴う循環虚脱と判断しました。循環虚脱が重度なため、呼吸管理もうまくいかないと判断しました。また、この時点でGBS肺炎も否定できないと考えました。クリニックでの挿管では片肺挿管になることが多く、気胸発症も多いため、本症例もその可能性が高いと判断しました。

緊急で胸腔穿刺を行い、用手吸引を開始しましたが、エアが際限なく引け、ここから手が離せなくなりました。しかし臨床症状に全く変化はありません。用手吸引しながら再度胸部エックス線撮影を施行しました。

胸部エックス線（2回目）：左の気胸は改善、今度は右の緊張性気胸が判明

21時00分（生後2時間40分、入院後1時間20分）、心拍数が30/分台に低下しました。

血液ガス（ヒールカット）：pH 6.937、PCO$_2$ 68.6mmHg、BE－19.0mmol/L、乳酸12.76mmol/Lとさらに悪化

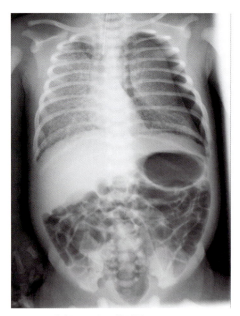

図24-1　胸部エックス線所見

かなり重篤な状態！二酸化炭素が下がらないので肺はかなり悪い。アシデミアも急激に進行しているので、循環もかなり悪い。まずは緊張性気胸を改善させて早く循環を良くしてあげないと……。

「生きているうちに会わせておかないと……」と父親をNICUの中に入れ、父親に説明しながら治療を継続しました（大切なファミリーケアと思って行いましたが、あとで考えると不適切だったかもしれません）。この間に、軽度の帽状腱膜下出血があることに気づきました。

ヘマトクリットは50％なのでさほど下がってはいないけれど、心内腔が小さいことに影響しているかも……。

　急いで右側の胸腔穿刺を行い、用手吸引しながらルート確保を行い、生食30mLを静注しました。ここでいったん心拍数は100/分台に回復しました。しかし呼吸状態に変化はありません。心拍が回復したため、悪化の原因は循環虚脱と判断しました（結果的に間違ってはいませんでしたが、先天性心疾患による循環虚脱は抜けていました）。
　再度、心臓超音波検査を施行しました。
心臓超音波検査：虚脱していた心内腔は広がり、心臓がはっきり分かり、評価が可能な状態。肺高血圧（PH）あり、駆出率（EF）60％、左室拡張末期径（LVDd）12mm

血圧は50mmHg台になりました。しかしこのとき先天性疾患は既に鑑別診断になく、下行大動脈、下大静脈の評価は行いませんでした（どうしようもない後悔）。2本目のルートを取り、60mL/時での輸液を実行しました。

> 循環が改善したので、何とかしのげるかもしれない……。

しかし人工呼吸器にて間欠的強制換気（IMV）、高頻度振動換気（HFO）ともに条件を最大にしても、SpO_2は50％台、経皮二酸化炭素分圧（$TcPCO_2$）は100mmHg台に上昇していきました。再び気胸が悪化した可能性も考え、3回目の胸部エックス線撮影を行いました。

胸部エックス線（3回目）：気胸ならびにsmall heartは改善

肺野はうっ血しているように見え、横隔膜はしっかりと下がっており、含気は悪くありませんでした。

21時50分（生後3時間30分、入院後2時間10分）、PPHNの状態も見られたためニトログリセリンの使用を開始したものの徐脈に陥り、心臓マッサージを開始しました。父親には「原因不明です。思い当たる疾患がない」と説明しました。

説明しながら、過去の日本周産期循環管理研究会での「気胸があってチアノーゼ。ラッシュで重篤な経過。典型的なTAPVCの経過ですね」という言葉を思い出しました。しかし既に心臓超音波検査を行う状態ではなく、22時55分（生後4時間30分）、児は永眠しました。

何とか父親から剖検の同意を得ることができました。たまたま当日は小児循環器外科の医師が午後の外来に来る日だったので、午後まで待ちました。小児循環器外科医に立ち会ってもらって剖検を行った結果、TAPVC Ⅲ型と確定しました。

確定診断　総肺静脈還流異常（下心臓型：Ⅲ型）

教訓

剖検の後日談ですが、病理医から、「完全大血管転位（TGA）と心室中隔欠損（large VSD）を合併していた」という連絡がありました。しかし別の日に小児循環器内科医ともう一度見直したところ、TGAもVSDもありませんでした。このように、先天性心疾患の剖検は難しく、病理医を100％信頼しきるのは危険だという教訓も得ました。心疾患を疑ったときの剖検ではやはり、循環器の医師に診てもらうのがよいと思います。

落とし穴と迷い道

根拠のない自信は大きな過信

　総肺静脈還流異常（Ⅲ型）の診断が付いていても、助けられなかった症例かもしれませんが、そういう問題ではないと思います。亡くなる前にきちんと診断が付いているのと、そうでないのとでは、親にとって受け取り方が全く違ったものになるでしょう。剖検の同意を得られなかったら、それこそ大変です。

　お恥ずかしい限りの経過です。当院のレベルの低さをさらけ出す症例ですが、やはり同様の症例を経験するであろう新生児科の仲間の先生に、同じ失敗をしていただきたくないし、赤ちゃんや親にも同じ思いを味わってほしくない、反面教師にしてほしい症例と治療経過だと思っています。

　久留米での第6回日本周産期循環管理研究会でTAPVCの発表を聞いたときは、自分で初期診断・初期治療したTAPVC症例が6〜7例あるので診断には自信を持っており、少ない症例数なのに「自分は同じ間違いはしないな。TAPVCは臨床経過とエックス線でだいたいは疑えるもんな。特にⅢ型はエコーで簡単に診断できる」と思っていました。そう思っている学会員は数多くいるはずです。でもハマってしまいました。

　今でも「なぜ、ああしなかったのか？」と後悔が胸をよぎる症例です。ピットフォールになぜ落ちたのか、今でもよく分かりません。当院には小児循環器科医がおらず、全例、私が初期診断・初期治療を行っています。その小さな根拠のない自信（大きな過信）が失敗につながったのは間違いないです。

（担当医より）

本書に登場する疾患

- ガレン大動脈瘤
- 肝血管腫
- 肝動静脈瘻
- 左室流出路狭窄
- 三尖弁逸脱
- 三尖弁逆流
- 重複大動脈弓
- 心室中隔欠損
- 新生児遷延性肺高血圧症
- 新生児 Basedow 病
- 心房粗動
- 先天性完全房室ブロック
- 総肺静脈還流異常（上心臓型：Ⅰb型）
- 総肺静脈還流異常（下心臓型：Ⅲ型）
- 大動脈弓離断
- 大動脈縮窄
- 大動脈肺動脈窓
- 大動脈弁狭窄
- 頭蓋骨骨折
- 動脈管早期閉鎖
- 脳動静脈瘻
- 肺静脈狭窄
- 肺底動脈体動脈起始症
- 肺動脈閉鎖
- 肺動脈弁狭窄
- 帽状腱膜下出血
- 右肺動脈上行大動脈起始
- 卵円孔早期閉鎖
- Berry 症候群

症例提供者（所属施設50音順、敬称略）

- 愛仁会高槻病院小児科……中田有紀
- いわき市立総合磐城共立病院未熟児・新生児科……本田義信
- 大阪府立母子保健総合医療センター新生児科……五十嵐愛子
- 大阪府立母子保健総合医療センター新生児科……白石　淳
- 葛飾赤十字産院小児科……鈴木たまほ、熊坂　栄、赤羽洋祐、大和田桃子、一木邦彦
- 京都市立病院小児科……塩見　梢
- 京都第一赤十字病院新生児科……小谷　牧
- 京都第一赤十字病院新生児科……湯口沙矢香
- 熊本大学病院新生児科……田仲健一
- 静岡県立こども病院新生児科……山田浩介、内藤千絵、荒木亮佑、野口哲平、佐藤早苗、後藤孝匡、廣瀬　彬、藤野正之、浅沼賀洋、中澤祐介、伴　由布子、古田千左子、中野玲二
  静岡県立こども病院循環器科……田中靖彦
- 静岡県立こども病院新生児科……伴　由布子、宮本尚幸、野口哲平、後藤孝匡、廣瀬　彬、浅沼賀洋、野上勝司、中澤祐介、古田千左子、中野玲二、田中靖彦
- 静岡県立こども病院新生児未熟児科……佐藤慶介、藤井温子、花木　良、小川博永、浅沼賀洋、野上勝司、井美暢子、中澤祐介、伴　由布子、長澤眞由美、古田千左子、田中靖彦
- 静岡県立こども病院新生児科……浅沼賀洋、水谷真一郎、佐藤早苗、後藤孝匡、廣瀬　彬、野上勝司、伴　由布子、中澤祐介、古田千左子、長澤眞由美、中野玲二、田中靖彦
- 市立豊中病院小児科／大阪府立母子保健総合医療センター新生児科……土屋浩史
- 仙台赤十字病院新生児科……千葉洋夫
- 聖隷浜松病院総合周産期母子医療センター新生児科……上島洋二、袴田晃央、中野　優、西　大介、廣瀬　悦子、神農英雄、白井憲司、菊池　新、杉浦　弘、大木　茂
- 聖隷浜松病院総合周産期母子医療センター新生児科……杉浦　弘
- 名古屋第二赤十字病院小児科……横山岳彦、小島大英、家田大輔、山下裕子、圓若かおり、廣岡孝子、村松幹司、田中太平、岩佐充二
- 日本赤十字社医療センター新生児科……竹田知洋、久枝義也、廣田篤史、天方秀輔、中尾　厚、土屋恵司、川上　義
- 和歌山県立医科大学附属病院総合周産期母子医療センターNICU……熊谷　健、谷村美紀、垣本信幸、比嘉明日美、津野嘉伸、向山弘展、上田美奈、奥谷貴弘、樋口隆造、吉川徳茂

※所属施設・科は症例発表当時のものです。

編著者紹介

白石　淳（しらいし　じゅん）

大阪急性期・総合医療センター小児科副部長

1994年	滋賀医科大学医学部卒業、大阪大学医学部附属病院小児科入局 大阪府立病院（現 大阪急性期・総合医療センター）、ベルランド総合病院などを経て、
1997年	大阪府立母子保健総合医療センター（現 大阪母子医療センター）新生児科
1999年	りんくう総合医療センター市立泉佐野病院小児科
2002年	大阪府立母子保健総合医療センター新生児科
2018年より現職	

日本小児科学会 小児科専門医、日本周産期・新生児医学会 新生児専門医・指導医、日本周産期・新生児医学会 新生児蘇生法インストラクター、BLS/PALSプロバイダー

● 学会活動など
日本周産期循環管理研究会 幹事、大阪新生児診療相互援助システム（NMCS）運営委員、大阪母乳の会 幹事

● 趣味
サッカー、登山（富士山は毎年）、マラソン（初心者）

川瀬昭彦（かわせ　あきひこ）

熊本市民病院総合周産期母子医療センター
新生児内科部長

1993年	熊本大学医学部卒業、熊本大学医学部附属病院小児科入局 熊本大学病院、熊本赤十字病院、熊本市民病院などを経て、
1997年	大阪府立母子保健総合医療センター（現 大阪母子医療センター）新生児科
1999年	熊本市民病院新生児科
2015年より現職	

日本小児科学会 小児科専門医、日本周産期・新生児医学会 新生児専門医・指導医、日本周産期・新生児医学会 新生児蘇生法インストラクター

● 学会活動など
日本周産期・新生児医学会 評議員、日本新生児成育医学会 評議員、日本周産期循環管理研究会 幹事、ハイリスク児フォローアップ研究会 常任幹事、新生児医療フォーラム 管理人、九州新生児研究会 評議員

● 趣味
マラソン

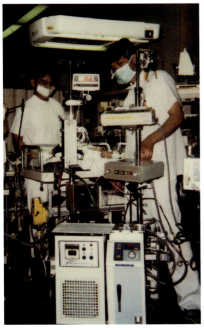

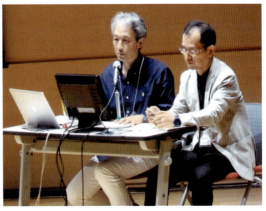

同期として大阪府立母子保健総合医療センター（現 大阪母子医療センター）で勤務していた頃。

2人で座長を務める日本周産期循環管理研究会での「搬送、診断のピットフォール」は第5回研究会（2007年）からスタートし、今年で13回目となりました。

先天性心疾患と新生児循環管理のピットフォール
－24ケースで学ぶ　見逃したくない診断のポイント

2019年8月1日発行　第1版第1刷

監　修　日本周産期循環管理研究会
編　著　白石 淳／川瀬 昭彦
発行者　長谷川 素美
発行所　株式会社メディカ出版
　　　　〒532-8588
　　　　大阪市淀川区宮原3-4-30
　　　　ニッセイ新大阪ビル16F
　　　　https://www.medica.co.jp/
編集担当　木村有希子
装幀/イラスト　渡邊真介（ワタナベ・イラストレーションズ）
印刷・製本　株式会社廣済堂

Ⓒ Jun SHIRAISHI & Akihiko KAWASE, 2019

本書の複製権・翻訳権・翻案権・上映権・譲渡権・公衆送信権（送信可能化権を含む）は、（株）メディカ出版が保有します。

ISBN978-4-8404-6909-8　　　　　　　　　　　　　　　　Printed and bound in Japan

当社出版物に関する各種お問い合わせ先（受付時間：平日9：00～17：00）
●編集内容については、編集局 06-6398-5048
●ご注文・不良品（乱丁・落丁）については、お客様センター 0120-276-591
●付属の CD-ROM、DVD、ダウンロードの動作不具合などについては、デジタル助っ人サービス 0120-276-592